Mit Biss und Ausdauer!

D1721764

Martina Haas

Mit Biss und Ausdauer!

Die Erfolgsgeschichte der Pille für die Zähne

1. Auflage

*Für Rainer Wälde,
der stets mit Biss & Ausdauer
an elementaren Themen dran-
bleibt
Ihre Martina Haas
14.3.22*

Haufe Group
Freiburg · München · Stuttgart

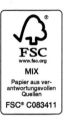

Bibliografische Information der Deutschen Nationalbibliothek

Die Deutsche Nationalbibliothek verzeichnet diese Publikation in der Deutschen Nationalbibliografie; detaillierte bibliografische Daten sind im Internet über http://dnb.dnb.de/ abrufbar.

Print:	ISBN 978-3-648-15861-6	Bestell-Nr. 10802-0001
ePub:	ISBN 978-3-648-15862-3	Bestell-Nr. 10802-0100
ePDF:	ISBN 978-3-648-15863-0	Bestell-Nr. 10802-0150

Martina Haas
Mit Biss und Ausdauer!
1. Auflage, Januar 2022

© 2021 Haufe-Lexware GmbH & Co. KG, Freiburg
www.haufe.de
info@haufe.de

Bildnachweis (Cover): © Stoffers Grafik-Design
Bildnachweis (Rückseite): © Autorinnenfoto: Agentur Baganz

Produktmanagement: Bettina Noé

Inhaltsverzeichnis

Vorwort von Prof. Dr. Michael Braungart

Die Erfolgsgeschichte dieser Zahnputztablette ist nicht nur für Gründerinnen und Gründer lehrreich, sondern mindestens genauso spannend für all jene, die ein Herzensanliegen haben, die etwas für sich und die Gesellschaft bewegen wollen und dabei auf Hürden und Widerstände stoßen. So eine Geschichte kann nur von Menschen mit einer klaren Haltung geschrieben werden. Doch Haltung allein reicht selten aus. Es bedarf der Ausdauer und Durchhaltevermögen, wenn es eng wird – mental und finanziell.

Diese Zahnputztablette ist die praktische Umsetzung einer Doktorarbeit, bei welcher eine wasserfreie, aus möglichst wenig Bestandteilen bestehende Zahnpflege mit der Vorgabe entwickelt werden sollte, dass sie der Pflegeleistung von Zahnpasta entspricht, ohne jedoch deren Nachteile aufzuweisen. Dazu zählen auch die Müllberge aus weltweit Milliarden Zahnpastatuben.

Ein Berliner Dentallabor begleitete die Promotion. Die Entwickler und Unterstützer gingen Risiken ein, waren zu hohen Investitionen bereit. Echte Innovationen bewirkt man nicht durch einen Sprint, sondern meist durch eine Marathonleistung. Die Zahnputztablette ist dafür ein gutes Beispiel. Sie war von Beginn an ein umweltverträgliches Produkt und doch dauerte es mehr als ein Jahrzehnt bis zum wirtschaftlichen Durchbruch.

Dieses bewundernswerte Durchhaltevermögen hatte ich nicht immer bei ähnlichen Produktentwicklungen. So haben wir bspw. bereits in den 1990er Jahren die Entwicklung eines Trockenhaarwaschmittels vorgeschlagen. Rund 22 Jahre haben wir daran gearbeitet, um kompostierbare Druck-Erzeugnisse auf den Markt zu bekommen. Daher kann ich die Leistung bei der Entwicklung der Zahnputztablette sehr gut nachvollziehen.

Als Chemiker und Verfahrenstechniker treiben mich seit Jahrzehnten Fragen der Ökoeffektivität und der Umweltverträglichkeit von Produkten um. Daher erachte ich die Geschichte der Zahnputztablette auf besondere Weise als bemerkenswert.

Die Zahnputztablette ist zwar nicht die Lösung aller Weltprobleme, sie ist mengenmäßig dafür nicht relevant genug. Doch insbesondere in Regionen, in denen es keinen oder nur sehr eingeschränkten Zugang zu sauberem Trinkwasser gibt, kann sie das Zähneputzen, eine der menschlichen Formen von Grundversorgung in der Hygiene, ermöglichen. Darüber hinaus kann die Tablette und ihre Geschichte einen wesentlichen Beitrag dazu leisten, das Denken in Sachen Umweltverträglichkeit tatsächlich zu ändern und andere zu inspirieren, was großartig ist und gar nicht hoch genug eingeschätzt werden kann. Schließlich soll in diesem Sinne »am deutschen Wesen« eben **nicht** »die Welt genesen«, sondern eine Inspiration soll zum Neu-Denken und Neu-Designen von Produkten anregen. Dadurch können wirtschaftliche und gesellschaftliche Akteure, wie bspw. die Unverpacktläden, vom Durchhaltevermögen der Entwickler der Zahnputztablette enorm profitieren.

So überzeugte uns das Produkt auch in der Jury des Deutschen Nachhaltigkeitspreises und veranlasste uns, die Zahnputztablette in der neu geschaffenen Kategorie »Design« mit dem Deutschen Nachhaltigkeitspreis 2021 auszuzeichnen. Prämiert wurde das Produktdesign der Zahnputztablette im Hinblick auf ihre »end of life«- und Umwelt-Bilanz. Wir als Jury befanden, dass diese kleine Tablette das Potential hat, als leuchtendes Beispiel zu dienen.

Die Autorin Martina Haas nimmt Sie mit ihrem Buch »Mit Biss und Ausdauer – Die Erfolgsgeschichte der Pille für die Zähne« auf eine kurzweilige Zeitreise auch hinter die Kulissen der Zahnputztabletten-Story mit. Sie lässt Weggefährten in Interviews zu Worte kommen, deren Beiträge das Bild abrunden, und fühlt den Gründern Axel und Matthias Kaiser gründlich auf den Zahn, womit wir wieder bei den Zähnen angelangt sind, mit denen alles anfing.

Dem Buch und den Zahnputztabletten wünsche ich gleichermaßen viel Erfolg und Ihnen, liebe Leserinnen und Leser, ebenso viel Freude bei der Lektüre, wie ich sie hatte.

Herzlichst

Ihr
Michael Braungart
BRAUNGART EPEA – Internationale Umweltforschung GmbH,
Mitglied der Jury des Deutschen Nachhaltigkeitspreises

Einführung

Viele Erfolgsgeschichten von Unternehmen beginnen in Garagen. Hewlett-Packard war 1939 die erste Garagengründung im späteren Silicon Valley. Es folgten Microsoft, Apple, Yahoo, Google und viele mehr. In Europa dürfen wir die schwäbischen Tüftler im Keller nicht vergessen. Axel Kaiser, der Mann mit der Pille für die Zähne, werkelte jedoch weder in einer Garage noch in einem Keller an den Denttabs-Zahnputztabletten. Allerdings sollte ein rustikaler Raum im dritten Gewerbehinterhof ohne fließendes Wasser und ohne Heizung im Wedding, einem der weniger vornehmen Berliner Kieze, durchgehen. Zeitweise war es eine ausgediente Apotheke, ein kahler Schlauch.

Anders als Bill Gates von Microsoft oder Steve Jobs und Steve Wozniak von Apple ist Axel Kaiser nicht im Hightech-Bereich unterwegs. Es geht bei der Pille für die Zähne um etwas sehr Stoffliches. Die Zutaten sind zudem völlig unspektakulär. Das Endprodukt – die Denttabs Zahnputztablette – ist es nicht. Das Pure ist ihre Stärke: ökologisch – vegan – plastikfrei und in jeder Hinsicht nachhaltig. Sie wurden mittlerweile ausgezeichnet mit dem Deutschen Nachhaltigkeitspreis 2021.

Das Potential hat lange kaum einer verstanden. Natürlich gab es immer Menschen, die von diesem ebenso schlichten wie wirksamen Produkt überzeugt waren. Sie bilden seit Jahren eine verschworene Community. Jeder Einzelne machte positive, ja zum Teil erstaunliche Erfahrungen mit den Denttabs-Zahnputztabletten. Doch das allein erzeugt noch keinen Sog für den globalen Erfolg, der sich nun abzeichnet.

Sie lesen richtig: G. L. O. B. A. L. Think big! Das ist seit 2019 angesagt. Der »Über-Nacht-Erfolg« traf fast so schnell ein, wie bei Harry Belafonte, bei dem dies nach 30 Bühnenjahren passierte. Ganz so lange brauchten die Denttabs nicht. Doch man muss wissen, es gibt sie seit 2003. Ein langer Weg, der nur mit Biss und Ausdauer und einem starken Netzwerk gemeistert werden konnte.

Kommen Sie mit auf die Denttabs-Reise, ein Weg mit Höhen und Tiefen, der komplett hätte scheitern können. Dass und wie es anders kam, macht Menschen mit Ideen, Gründern, Unternehmern und anderen Ambitionierten Mut.

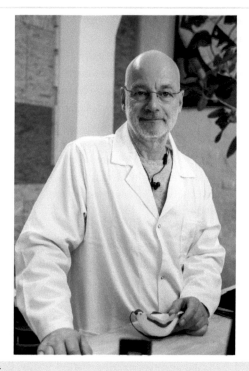

Abb. 1: Axel Kaiser

Mehr als eine Produktgeschichte

Warum muss die Denttabs-Geschichte überhaupt erzählt werden? Wir brauchen Erfolgsgeschichten und zwar solche von Erfolgen, die jeder in seinem Bereich erreichen kann, keine abgedrehte Model- oder Schauspielkarriere, kein Lottogewinn, kein reicher Onkel aus Amerika.

Die Denttabs-Geschichte belegt, dass es sich lohnt, für eine Sache einzustehen, für eine Idee zu kämpfen, auch wenn es lange dauert und das Weitermachen oft auf der Kippe steht, weil sich alles gegen einen zu verschwören scheint. Der große französische Schriftsteller Victor Hugo hatte recht mit seiner Weisheit: »Nichts ist stärker als eine Idee, deren Zeit gekommen ist.«

Ich erzähle die Denttabs-Geschichte nicht alleine, sondern lasse sie von Menschen erzählen, die an einzelnen oder mehreren Stationen ganz nahe dran waren und es überwiegend immer noch sind. Sie erleben mit, wie eine Idee sich in einem Produkt umwandelt und das Produkt wiederum in einer Idee mündet. Sie erfahren von Durststrecken, Erfolgen, Rückschlägen und glücklichen Zufällen und wie manche Dinge eine eigene Dynamik entfalten. Meine Gesprächspartner haben ihre persönliche Sicht der Dinge und auch einen speziellen Fokus, der seiner oder ihrer Funktion geschuldet ist.

Zwölf Interviews führen zu einem facettenreichen Bild vom Mann mit der Pille für die Zähne und der Entwicklung seines »Babys«, der Zahnputztablette, was die Denttabs-Story für mich ebenso interessant wie spannend macht.

Ich interviewte den Mitgründer und älteren Bruder von Axel Kaiser, Matthias Kaiser, und Emily, seine Tochter. Mit großem Erkenntnisgewinn fühlte ich zwei Zahnheilkundigen auf den Zahn: Prof. Dr. Peter Gängler – er ist der Mann mit der Denttabs-Kopfgeburt und seinem Doktoranden Hendrik Eifler, dem er die Aufgabe stellte, als Alternative zu Zahnpasta, eine Zahnpflege ohne Wasser zu kreieren. Der erste Lohnhersteller (Produzent) der Zahnputztabletten kommt zu Wort, ebenso frühe Firmenkunden und andere Wegbegleiter. Und nicht zuletzt gab es einen unkonventionellen Banker, der an seinen Kunden glaubte, und den Weitblick und die Fantasie für eine Erfolgsgeschichte hatte.

Sie alle sind – wenn nicht Mütter und Väter – so doch Hebammen der Denttabs. Jeder war und ist mit seinem Beitrag wichtig. Sie alle hatten den Mut, mit ihrem Engagement für die Geburt und die Entwicklung der Denttabs-Zahnputztabletten etwas zu wagen. Sie bestärkten damit zugleich den Mut der beiden Denttabs-Gründer.

Ohne Mut nützen selbst Zauberkräfte nichts. Was wäre Asterix trotz des Zaubertranks von Miraculix ohne Mut und Pfiffigkeit? Fehlender Mut ist wahrscheinlich der größte Hemmschuh im Leben aller. Doch leider wird unser Mutmuskel fast nirgends systematisch trainiert. Allzu viele Menschen werden in ihren Plänen von keinem bestärkt. Statt Ermutigung finden sie überall Bedenkenträger.

Ich beweise Ihnen mit diesem Buch: Mut wird belohnt. Doch das Muthaben verlangt uns meistens einiges ab. Selbst was zu Anfang noch easy wirkte, wird später oft schwer und wir fragen uns: Sollen wir aufgeben oder trennt uns nur eine Handbreit vom Erfolg? Wenn wir nicht durchhalten, werden wir es nicht wissen. Axel Kaiser hat durchgehalten. Es gibt ein Happy End.

Würden Sie nun meinen, das Buch beiseitelegen zu können, entginge Ihnen eine wertvolle »Sehschule«. Ich zeige Ihnen, wie sich ein ewig schwächelndes Ross zur Höchstleistung aufschwang, das hässliche Entlein sich zum Schwan mauserte, aber auch wie Kommissar Zufall Axel Kaiser immer wieder in die Hände spielte. Am Ende des Buches werden Sie wissen, ob nur Glück im Spiel war oder ob er nicht letztlich alles richtig gemacht hat, allen Unkenrufen zum Trotz.

Leseanleitung

Selbstverständlich braucht Ihnen keiner zu sagen, wie Sie Bücher zu lesen haben. Gleichwohl empfehle ich Ihnen, zumindest bis Seite 58 vorzudringen und erst dann durch die Kapitel zu springen, wie Sie möchten. Bis dorthin erlangen Sie das Hintergrundwissen, um spätere Kapitel ohne viel Rätselraten zu verstehen.

Es geht in meinen Büchern immer darum, die Leser zu inspirieren und ihren Blick für Chancen zu weiten. Hier eröffnen sich viele große Chancen: Sie könnten Ihr Zahnpflegeverhalten ändern oder Lust bekommen, Ihre Vision umzusetzen, ein Unternehmen, einen Verein zu gründen, etwas Neues anzufangen, einer Idee, einem Traum sogar, zu folgen oder ermutigt werden nicht aufzugeben, wenn es gerade nicht gut läuft.

Ich wünsche Ihnen viele Aha-Effekte, freue mich über jedes Kopfschütteln, jede Irritation. Hauptsache, diese irre Geschichte löst eine Reaktion aus. Diejenigen, die die Denttabs noch nicht kennen, sollten zumindest Lust verspüren, der kleinen Pille eine Chance zu geben und sie zu testen. Ob Sie sie dann mögen oder nicht mögen, das habe ich als Autorin nicht zu verantworten. Das muss das Pillchen schon selbst leisten.

Ein persönlicher Erfahrungsbericht

Ich kam völlig unvermutet in Kontakt mit den Denttabs. Es verlief nach dem alten Erfolgsrezept: Du kennst jemanden, der jemanden kennt. Dieser jemand war eine liebenswerte Berliner Heilpraktikerin und grandiose Netzwerkerin, Gerda Albrecht-Jahn, die Axel Kaiser und mich kannte. Ich hatte weder von ihm noch von den Denttabs-Zahnputztabletten gehört. Doch die Ansage von Gerda Albrecht-Jahn, wir sollten uns kennenlernen, denn wir könnten uns gegenseitig nützlich sein, machte mich neugierig. In welcher Weise »nützlich« zu verstehen sei, konnte sie allerdings nicht sagen. Doch als Networking-Expertin weiß ich: Menschen auf eine Empfehlung des Bekannten- oder Freundeskreises kennenzulernen, ist meistens von Erfolg gekrönt, denn der Mittler kennt die Beteiligten und kann einschätzen, ob das passt. Und es passte.

Mich als Fan zu gewinnen, brauchte es zunächst ein mehrstündiges Gespräch mit Axel Kaiser. Verstehen Sie das bitte nicht falsch: Wie seine Zahnputztablette anzuwenden ist und funktioniert, das ist rasch erläutert: Einfach eine der Tabletten zu Brei zerbeißen und selbigen mit einer Zahnbürste, möglichst einer weichen, auf den Zähnen verteilen. Dann wird nicht bloß geschrubbt, die Zähne werden poliert.

Viel wichtiger als die Bedienungsanleitung ist jedoch auf lange Sicht das zugehörige zahnmedizinische Hintergrundwissen. Das vermittelt Axel Kaiser gerne, und wenn jemand so interessiert nachfragt wie ich, auch ausführlich. Ich bekam also eine spannende Einführung in die Welt der Zahngesundheit und Zahnpflege. Ich erfuhr von Krankheitszusammenhängen, von denen ich nie gehört hatte. Die Zähne haben eine Bedeutung für den Menschen, von denen die meisten nichts ahnen. Wüssten sie es, gingen sie anders mit ihren Zähnen um.

Es folgte eine persönliche Testphase mit den Denttabs, ein längerer Weg mit Höhen und Tiefen, denn anno 2006/2007 war das Produkt noch nicht so ausgereift wie heute: Man erwischte damals gelegentlich schon einmal eine Tablette, die nicht nach Minze, sondern wie Erde schmeckte, schließlich steckt Kieselerde mit drin. Kein Anlass zur Freude für die etwas Empfindlicheren wie mich. Doch als die Wirkung einsetzte, die Zähne wie versprochen glatter wurden und strahlend glänzten – befreit von Verfärbungen, die mein geliebter Schwarztee hinterlässt –, nahm ich das gerne in Kauf. Ohnehin ist das Schnee von gestern, heute kommt jede Zahnputztablette ausnahmslos minzfrisch daher.

Als Wegbegleiterin und Unterstützerin, die das Produkt seit über zwölf Jahren nutzt und aus Überzeugung weiterempfiehlt, habe ich die Freude und die Ehre, Ihnen die Denttabs-Geschichte zu erzählen, unterstützt von anderen Wegbegleitern und natürlich dem Mann hinter den Zahnputztabletten, Axel Kaiser, einem unverbesserlichen Sturkopf im positiven Sinne, der bisweilen ordentlich nerven kann auf seiner Mission mit seiner Vision.

TEIL 1: Die Anfänge: Erfolg hat viele Mütter und Väter

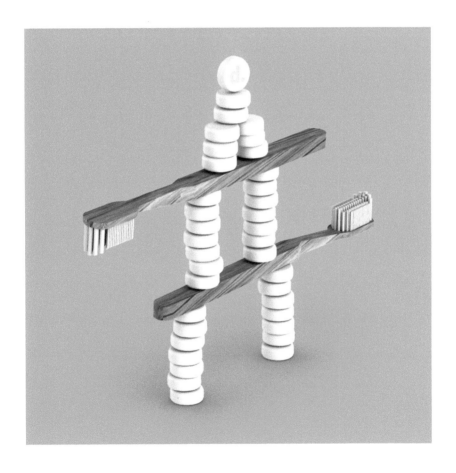

1 Die Anfänge

Wenn Sie nun vermuten, Axel Kaiser und sein Bruder Matthias wären zahnmedizinische Koryphäen mit Lehrstühlen an renommierten Universitäten, Chefs einer Zahnklinik oder zumindest einer großen Zahnarztpraxis, dann haben Sie sich getäuscht. Die beiden hatten beim Berufseinstieg so viel mit Zahnmedizin und Zahnpflege am Hut wie Sie und ich, nämlich gar nichts. Matthias Kaiser ist von Hause aus Lehrer, Axel Kaiser gelernter Automechaniker, ein begnadeter Schrauber. Allerdings befasste sich Christoph Kaiser, der dritte Bruder, mit Zähnen. Er betrieb als hochqualifizierter Zahntechniker ein großes Dentallabor in Singapur.

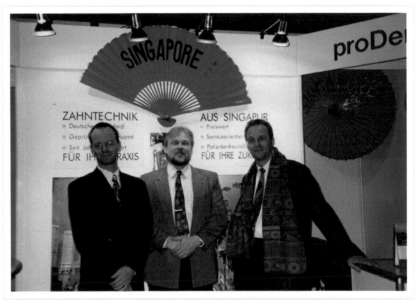

Abb. 2: Die drei Kaiser-Brüder: Axel, Christoph, Matthias Kaiser

1.1 Quereinsteiger mit Fantasie und Mut

Von Christoph Kaiser inspiriert gründeten Axel und Matthias Kaiser im Jahr 1992 in Berlin das Dentallabor proDentum®. Sie erkannten nach der Wende den enormen Bedarf an qualitativ hochwertigem und dennoch preisgünstigem Zahnersatz in den neuen Bundesländern. Den lieferte ihr Bruder. So begann eine intensive Auseinandersetzung mit dem Thema Zahnersatz, aber auch Zahngesundheit und Zahnpflege allgemein. Daraus resultierte im Laufe der Jahre die Gewissheit, dass ein Großteil der Arbeit von Zahnärzten und Dentallaboren überflüssig wäre, würden die Menschen ihre Zähne richtig pflegen und regelmäßig kontrollieren lassen. Eine solche Erkenntnis allein nützt wenig, wenn man keine Lösung für das Problem hat.

Der Zufall – oder sollten wir es nicht besser Schicksal oder Fügung nennen? – sollte ungeahnte Möglichkeiten eröffnen. Ein Kunde des Dentallabors, Hendrik Eifler, brauchte Ende der 1990er-Jahre technische und in gewissem Umfang auch finanzielle Unterstützung bei seiner Doktorarbeit. Er sollte herausfinden, ob man ein Zahnpflegemittel ohne Wasser herstellen kann, das eine Reinigungswirkung hat, die der von Zahnpasta vergleichbar ist. Die Kaiserbrüder sagten Unterstützung zu. Axel Kaiser nahm sich der Sache persönlich und dabei insbesondere von der praktischen Seite her an.

Um das Ergebnis vorwegzunehmen: Ja, eine solche Zahnpflege ist möglich. Mit diesem Ergebnis wurde die Promotion anno 2000 mit Bestnote abgeschlossen. Doktorvater und Doktorand waren gleichermaßen zufrieden. Das Thema war von ihrer Seite abgeschlossen.

1.1.1   Mission erfüllt – doch war's das schon?

Nach erfolgreichem Abschluss der Eifler'schen Promotion hätte das Projekt erledigt sein können. Doch einer beschäftigte sich weiter damit: Axel Kaiser. Er wollte wissen, welcher praktische Nutzen sich daraus ergeben kann. Würde es langfristige Vorteile in der praktischen Anwendung geben? Keiner wusste es.

Nach einer langen Phase des Experimentierens im Hinterzimmer entstanden die Denttabs-Zahnputztabletten als »Nebenprodukt« des Denttallabors. Sie fanden ihre Abnehmer, ja Fans. Doch um voranzukommen, brauchte das Unternehmen Kredite, um durch Marketingaktivitäten größeren Umfangs und breiter angelegte klinische Studien zu finanzieren. Für Banken und Finanzinvestoren zählen in erster Linie die Zahlen, die Performance. Die Umsätze waren stabil, doch nicht auskömmlich: Die Denttabs konnten nicht aus eigener Kraft existieren. Da sich kein Geldgeber fand, investierte das Denttallabor selbst sehr viel Geld: Um genau zu sein, ein siebenstelliger Betrag kam über die Jahre zusammen. Das führte nach einiger Zeit verständlicherweise zu Unstimmigkeiten zwischen den Kaiserbrüdern und beinahe zum vollständigen Bruch. Einer war mit Blick auf die Zahlen für das Aufgeben, der andere für das Durchhalten: Axel Kaiser. Er setzte sich durch. Große Sprünge waren aber nicht möglich.

Alles änderte sich schlagartig ab dem Frühjahr 2019. Seitdem bewegten sich die Absatzahlen steil nach oben. Besser noch: Im Verhältnis zu den Vorjahren explodierten sie förmlich. Ein Grund zur Freude für Axel Kaiser, aber anfänglich auch Anlass für schlaflose Nächte aus Furcht, das könnte wieder aufhören. Doch danach sieht es nach nunmehr über zwei Jahren nicht mehr aus. Das Interesse ist ungebrochen, das Ausland meldet aus allen Ecken Bedarf an. Axel Kaiser – eben noch die Pechmarie in der Sackgasse – wird zur Goldmarie, die für ihren Einsatz von Frau Holle belohnt wird. Endlich.

Das eröffnet Möglichkeiten, in größerem Stil das zu tun, was bislang nur in kleinerem Rahmen möglich war: Die Welt ein wenig zu verbessern, und zwar in mehrfacher Hinsicht und ganz anders als ursprünglich geplant. Eine kleine Pille verändert die Welt. Derzeit schon in über 40 Ländern.

1.2   Der Mann mit der Pille für die Zähne

Matthias Kaiser sagt über seinen Bruder Axel: »Er ist die Pille.« Dieses Statement geht sehr viel weiter als meine Überlegungen, deretwegen ich 2016 dem Interview mit Axel Kaiser zum Thema Innovation den Titel gab: »Der Mann mit der Pille für die Zähne.« Wir führten es für mein Buch »Die Löwen-Strategie – Wie Sie in 4 Stunden mehr erreichen als andere am ganzen Tag«. Matthias Kaiser hat recht, denn sein Bruder identifiziert sich so stark mit seinem Produkt, dass er es förmlich lebt. Das klingt nur dem ersten Anschein nach komisch. Axel Kaiser hat die Fähigkeit, mit seiner Begeisterung für sein Produkt, Menschen für sich einzunehmen und mehr noch: Er bringt sie zum Mitmachen – als Kunden, Dienstleister oder sonstige Unterstützer. Wahrscheinlich erlebt er gerade deshalb ein modernes Märchen. Ein Märchen von großem Erfolg.

1.2.1   Die magische 7

Das tapfere Schneiderlein hatte dereinst auf seinen Gürtel gestickt: »Sieben auf einen Streich«. Alle hielten es für einen Helden, doch das Schneiderlein hatte nur sieben Fliegen erschlagen. Auch das erste Denttabs-Behältnis, eine Plastikdose, zierte eine ominöse »7« – was kein Käufer verstand, denn die Sieben wurde auf der Dose nicht erklärt. Ein Marketingversagen. Da jedoch viele Menschen die Sieben für eine Glückszahl halten, hat es auch nicht geschadet.

Bei den Denttabs-Zahnputztabletten bezog sich die Sieben ganz profan auf die Anzahl der Bestandteile. Dabei hatte sich allerdings eine Ungenauigkeit eingeschlichen: Es waren elf und nicht sieben Inhaltsstoffe, die jedoch aus sieben verschiedenen Töpfen in den großen Bottich gekippt und dort mit einem gewöhnlichen Küchensieb zusammengerührt wurden. Heimwerkerfeeling. Im Eifer des Gefechts ging unter, dass manche Töpfe mehrere Inhaltsstoffe enthielten.

Jedenfalls zog mit Axel Kaiser wieder einmal einer los, die Welt zu verändern – die Welt der Zahnpflege. Sein Rüstzeug war seine Zahnputztablette und damit etwas Erklärungsbedürftiges. Und nicht nur erklärungsbedürftig, schlimmer noch: Diejenigen, die es nutzen sollten, waren darauf getrimmt, ganz anders zu agieren. Zwei Generationen hatten schon im Kindergarten gelernt, zweimal pro Tag die Zähne mit Zahnbürste und Zahnpasta zu putzen.

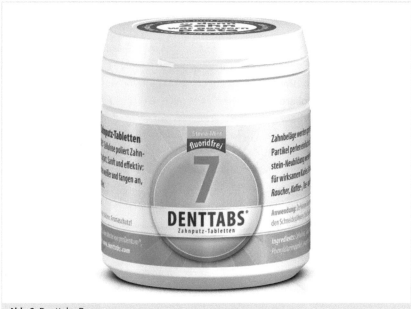

Abb. 3: Denttabs-Dose

1.2.2   Falsche Gewohnheiten – Die Herausforderung schlechthin

Zahnpasta- und Zahnbürstenindustrie hat uns alle beim Zähneputzen nachhaltig geprägt. Gestatten Sie zur Erläuterung einen kleinen Exkurs: Blend-a-med brachte 1951 die erste medizinische Zahncreme mit Fluorid auf den Markt. Damals eine Sensation. Blend-a-med schrieb damit Mundpflegegeschichte und mit zwei Zahnpasta-Slogans, die gefühlt ewige Zeiten überdauerten, zudem die Werbegeschichte. Gepunktet wurde mit einem grünen Apfel und dem Satz »Damit sie auch morgen noch kraftvoll zubeißen können.« 2003 legte Blend-a-med werbetechnisch nach: »Die gibt der Zahnarzt seiner Familie«.

Ältere Leser erinnern sich zudem gewiss an die legendäre Dr.-Best-Werbung für Zahnbürsten: Der Zahnarzt drückt mit der Zahnbürste gegen eine perfekte Tomate, die keinen Schaden nimmt, da diese Zahnbürste unglaublich sanft und flexibel ist. Die Zahnpasta- und Zahnbürstenhersteller ließen uns keine Wahl – wir mussten einfach Zähne putzen mit ihren Produkten, denn wir glauben denen im weißen Kittel gerne. Sie sind die Experten. Sie wissen Bescheid.

Die Drogerie- und Supermärkte bieten ganze Laufmeter von Zahnpasten in unterschiedlichsten Preissegmenten an – mit und ohne Fluorid, für Erwachsene, für Kinder, welche für morgens und abends, auch Geschmacksrichtungen gibt es en masse. Doch nun sollen wir plötzlich eine Tablette zerkauen, damit aus ihr zusammen mit unserem Speichel ein Brei entsteht, mit dem wir unsere Zähne nicht mehr putzen, sondern auch noch polieren. Axel Kaiser verlangt von uns nichts Geringeres, als eine Routine aufzugeben, die wir nicht hinterfragten. Doch der Mensch als Gewohnheitstier hasst nur eines mehr, als Dinge zu verändern, nämlich sich selbst zu ändern, denn das ist die Steigerung.

Die Denttabs-Zahnputztabletten hatten somit ein Problem: Bei den meisten Menschen stießen sie auf wenig Offenheit – wieso auch, es funktionierte ja alles vermeintlich bestens. Es gab und gibt selbst bei Neugierigen ein riesiges Beharrungsvermögen.

Vor dem Hintergrund wird verständlich, dass Axel Kaiser sagt: »Denttabs ist kein Produkt, sondern eine Erkenntnis.«

2 Die Hauptperson: Die Pille

Der Anfang der Erfolgsstory war völlig unspektakulär: Da schreibt ein Zahnarzt seine Doktorarbeit. Es ist die Zweite, weil ihm sein Doktorvater aus DDR-Zeiten abhandengekommen war – einfach von der Bildfläche verschwunden. Damit stand der Berliner Zahnarzt Henrik Eifler nach all der Arbeit, die er in die Promotion gesteckt hatte, erst einmal etwas bedröpst da, wie der Berliner zu sagen pflegt. Er hatte Glück, denn andernorts hatte ein Zahnheilkundiger ein spannendes Promotionsthema kreiert: Prof. Dr. med. Dr. h.c. Peter Gängler, einer der international renommiertesten Prophylaxe-Spezialisten und seinerzeit Dekan der Fakultät für Zahn-, Mund- und Kieferheilkunde der Privatuniversität Witten-Herdecke. Doch bis zur nutzerfreundlichen Pille war es ein weiter Weg.

2.1 Die Kopfgeburt

> *»In der Einfachheit liegt die höchste Vollendung.«*
> Leonardo da Vinci

In der Wirtschaft reden alle von Innovation, noch lieber von Disruption, der zerstörerischen Kraft, die dem Neuen zum Durchbruch verhilft. Doch nur wenige bemühen sich darum, etwas wirklich Neues zu schaffen. Meistens wird lediglich optimiert. Hierfür ist ein Mix aus Fantasielosigkeit, Bequemlichkeit und Mutlosigkeit verantwortlich.

In der Wissenschaft ist Innovation hingegen die zentrale Herausforderung. Es geht nicht darum, ob Innovation angestrebt wird, sondern darum, um welche Idee man sich zuerst kümmert, weil sie am aussichtsreichsten oder lukrativsten erscheint oder am dringendsten benötigt wird. Die Denttabs resultieren aus einem Auftrag, ein Problem zu lösen: Zahnpflege ohne Zusatz von Wasser. Diesen Auftrag erteilte Prof. Dr. Peter Gängler. Von Beginn an ist er der wissenschaftliche Begleiter von Denttabs. Ihn habe ich von allen Wegbegleitern als Ersten interviewt. Ich ging an die Wurzeln.

Interview mit Prof. Peter Gängler

Zur Person:

Prof. Dr. med. Dr. h.c. Peter Gängler ist an der Fakultät für Gesundheit (Department für Zahn-, Mund- und Kieferheilkunde), Lehrstuhl für Zahnerhaltung und Präventive Zahnmedizin der Privatuniversität Witten/Herdecke beheimatet, deren Dekan er von in der Zeit von 1992 bis 2009 war. Er ist Verfasser unzähliger Lehrbücher. Viele sind mittlerweile Standardwerke. Die Plattform ResearchGate www.researchgate.org spricht von 246 Arbeiten.

Obschon im Status des Emeritus ist Prof. Gängler immer noch höchst aktiv mit seinem eigenen Institut, dem ORMED Institute for Oral Medicine an der Universität Witten/Herdecke, dem er seit 2009 als CEO vorsteht. Prof. Gängler ist die »Prophylaxe-Koryphäe«. 2004 wurde ihm für seine über 30-jährige wissenschaftliche Zusammenarbeit mit der Zahnmedizin und der Oralen Biologie in Budapest der Ehrendoktor der Ignatz Semmelweis-Universität verliehen.

Lieber Herr Prof. Gängler, was wollten Sie erforschen? Und wie kamen Sie auf diese Idee?

Das war eigentlich ein ganz einfacher Weg. Ich hatte gerade eines meiner vielen Lehrbücher abgeschlossen. So ein Lehrbuch ist immer eine doppelte Belehrung: Für den, der es schreibt, weil er die gesamte internationale Literatur lesen, beherrschen und zusammenfassen muss, und für die Studenten, die es lesen. Es gewinnen immer beide Seiten, die Autoren und die Studenten. Jedenfalls saß ich nach dieser Heidenarbeit mit Bildern und Texten auf meinem Sofa und überlegte angesichts der nun gewonnen »Freizeit«: Now what? Da kamen mir Zahnbürsten und Zahnpasta in den Sinn. Ich überlegte, dass es in dem heiß umkämpften und wissenschaftlich umstrittenen Markt von Zahnpasten eine Alternative geben müsste.

Wieso war der Markt umstritten?

Der Markt ist bis heute umstritten: Die einen sind für Fluoride, die anderen sind dagegen, nicht gerade halbe-halbe, doch die Fluoridgegner sind nicht nur innerhalb, sondern auch außerhalb Europas relativ stark. Das Zweite ist, dass manche Hersteller Antiseptika in Zahnpasta mitverwenden, die im Prinzip gerade nicht für die Mundhöhle gedacht sind, wie Triclosan. Das ist heftig umstritten.

Das Dritte ist, dass Nanopartikel verwendet werden, auch Nanoplastik. Das Vierte ist der Einsatz von Titanoxiden, damit jede Zahnpasta schön weiß aussieht. Es gibt unendlich viele weitere Zusätze.

Aufgrund von all dem und wegen der Kritik an den Zahnpasten, die bis heute anhält, kam mir der Gedanke: Wir machen eine absolut minimalistische Formulierung. Das bedeutet: Wir stecken nur das in das Zahnpflegemittel, was unbedingt notwendig ist, damit es guten Geschmack, Speichelstimulation und antikariöse Eigenschaften zusammenfasst. Das ging damals durch die Presse und hat weltweit Interesse geweckt. Viele kamen deshalb an die Uni, um sich zu informieren, schon vor der Promotion von Hendrik Eifler, aber auch während der Promotionsbearbeitung.

Intern lief das bei uns folgendermaßen: Wir gingen in die Chemieabteilung zu den Chemikern, die am meisten davon verstehen. Sie sagten, dass sie sich ein solches Zahnpflegemittel gut vorstellen und auch formulieren könnten. Prof. Pfüller, der Leiter des Chemie-Instituts, war mit einem Mitarbeiter namens Eifler befreundet, dessen Sohn Hendrik Zahnarzt war. Dieser hatte an einer Promotion Interesse und ich war damit einverstanden, dass er die klinische Prüfung macht.

Der genaue Titel der Arbeit lautete: »Herstellung und Testung eines wasserfreien Zahnputzmittels auf Granulatbasis. Inaugural – Dissertation zur Erlangung eines Doktors der Zahnheilkunde der Universität Witten/Herdecke Fakultät für Zahn-, Mund- und Kieferheilkunde«.

AUFGABENSTELLUNG DER DOKTORARBEIT

Nach Betrachtung der Funktion der Inhaltsstoffe der Zahnpasten und der Analyse des Modells eines wasserfreien Putzmittels, hat die vorliegende Arbeit die Aufgabe:

1. *ein Zahnputzgranulat bestehend aus einem Minimum an Inhaltsstoffen mit zwei unterschiedlich hohen Abrasivkonzentrationen, sonst aber gleicher Zusammensetzung, zu entwickeln;*
2. *eine Methode der kostengünstigen Herstellung zu entwerfen und diese durch die Herstellung eines Granulates mit zwei unterschiedlich abrasiven Granulaten zu bestätigen;*

3. *die Funktionsfähigkeit der Zahnputzgranulate 6+1 anhand einer klinischen Vergleichsstudie mit einem herkömmlichen Zahnputzmittel zu bestätigen;*
4. *die physikalisch-chemischen Vorteile der Zahnputzgranulate 6+1, die sich aus der Trockenmischung ergeben, anhand der Stabilität der dauerhaften Verfügbarkeit der Fluoridionen nachzuweisen.*

Wir brauchten ein Granulat mit mikrokristalliner Zellulose. Das ist in der Pharmazie ein bekanntes Mittel, das sich gut in Form pressen lässt und in kürzester Zeit in der Mundhöhle in seine Bestandteile zerfällt, im Speichel aufgelöst wird und nicht minutenlang gekaut werden muss. Die Denttabs-Tablette kam erst später. Doch das Prinzip funktioniert gleich: Zerbeißt man mit den Backenzähnen die Tablette, stimuliert das den Speichel. Das Fluorid wird an den Speichel abgegeben. Der Brei, der entsteht, putzt weniger, sondern poliert mehr und ist absolut non-abrasiv, d. h. es scheuert nicht. Wir lassen alle diese grauenhaften Elemente weg, die aus Gründen der Stabilität, der Farbgebung oder der antibakteriellen Wirkung in Zahnpasten enthalten sind. So ist die Promotion entstanden, die zu einer Produktionsentwicklung geführt hat.

Der Doktorand Hendrik Eifler ging auf das große und für Berlin bedeutsame Dentallabor proDentum® zu, mit dem er im Rahmen seiner eigenen zahnärztlichen Praxis zusammenarbeitete. Die Herren Kaiser stimmten zu, ihn zu unterstützen. Die Idee war damals absolut neu. Es gab weltweit keine Vorgänger in Form von Granulaten oder Tabletten. Die Kaiserbrüder hatten einen Kontakt zur Pharmazie und später zu einem Lohnhersteller. Der machte den Vorschlag, eine Tablette zu pressen, da Granulate recht kompliziert in der Handhabung sind. So wurde aus einem Promotionsprojekt ein Produktionsprojekt. Und damit nahmen die Denttabs ihren Siegeszug auf, sage ich jetzt einmal übertrieben oder auch nicht übertrieben. Sie führten lange ein absolutes Nischendasein und haben sich dann gemausert zu dem, was sie heute sind.

Dr. Eifler machte eine riesengroße, wissenschaftlich sehr bedeutungsvolle, nach allen Regeln klinisch kontrollierte Untersuchung, also wissenschaftlich korrekt mit der Freigabe durch die Ethikkommission und mit den Registrierungsmöglichkeiten von klinischen Untersuchungen. Das alles lief über die Uni, dabei unterstützen wir Doktoranden.

Mir wurde berichtet, Sie hätten die Idee mit Blick auf die Dritte Welt entwickelt für einen Einsatz dort, wo kein Zugang zu Wasser oder nur Zugang zu verschmutztem Wasser besteht.

Jeder hat seine unterschiedlichen Motive. Ich wollte den wissenschaftlichen Streit über die Zahnpasten damit beenden, dass ich eine minimalistische Formulierung gesucht und letztlich auch gefunden habe, die alles, was man braucht, nimmt und alles, was man nicht braucht, rauslässt. Wenn Sie zu irgendetwas Wasser dazutun, können Pilze reinkommen und sich Bakterien bilden, die sich da wohlfühlen. Sie müssen daher so viel Antipilz- und Antibakterienmittel reinstecken, dass es nicht verpilzt und nicht durch Bakterien kontaminiert wird. Eine wasserlose Formulierung ist unendlich viel leichter zu handhaben: Sie kann nicht verdunsten, nicht einfrieren und nicht verpilzen.

Im weiteren Verlauf haben wir natürlich auch gesagt, eine wasserlose Tablette lässt sich logistisch besser ans Ende der Welt verschiffen. Ich fahre kein Wasser durch die Gegend, wenn ich mit dem Fahrzeug die Wüste durchquere oder mit einem großen Container in die Tropen liefere oder an eine Nord- oder Südpolarexpedition schicke. Das sind alles Ideen, die später dazukamen.

Die wasserlose Formulierung wurde damals schon von den großen Konzernen aufgegriffen und interessiert hinterfragt, doch niemand hat weitergemacht.

Gab es Doktorarbeiten mit ähnlicher Zielrichtung?

Die erste, wichtigste und bis heute auch als Ursprung geltende wissenschaftliche Bearbeitung geht auf Dr. Eifler zurück. Das ist genau seine Promotion. Danach waren die Denttabs Gegenstand unendlich vieler wissenschaftlicher Bearbeitungen in der internationalen Literatur zusammen mit den Anatomen von uns und zusammen mit anderen Promovenden. Es gab bundesweit Promotionen von Frankfurt bis Flensburg. Die klinisch kontrollierten Untersuchungen wurden weitergeführt. Es gab Untersuchungen an Kindern ab sechs Jahren. Ab sechs Jahren empfehlen wir die Denttabs.

Es gab Veröffentlichungen zur Bioverfügbarkeit (s. Begriffsverzeichnis), also dem Vorhandensein von bioaktiven Ionen, hier von Fluorid im Speichel im unterschiedlichen Zeitabstand und bei unterschiedlichen Speichelsekretionsleistungen. Die wissenschaftliche Begründung der Fluorid-Bioverfügbarkeit, das ist das Wichtiges überhaupt. Die Putzleistung ist das Zweitwichtigste im Vergleich mit Ultraschall, im Vergleich mit Untersuchungen an kieferorthopädischen Patienten, Parodontitispatienten. Dahinter stehen sieben, acht weitere Promotionen, eine davon wurde 2017 abgeschlossen. Sie hat Denttabs mit allen möglichen Gelen verglichen. Eine Promotion zu Laboruntersuchungen mit künstlicher Plaque mit gleicher Viskosität wie natürliche Zahnbeläge zeigte 2020, dass die Plaque-Kontrolle wie in den klinischen Studien tatsächlich nur von der Zahnbürste erreicht wird und durch Zahnpasten nicht unterstützt wird. Das ist doch ein starkes Argument für Denttabs: Ich nehme nur das, was ich unbedingt brauche, also Fluorid-Ionen, Zitronensäure zur Speichelstimulation, einen guten Geschmack und guten Mundgeruch und schließlich mikrokristalline Zellulose für eine glatte Oberfläche der Zähne.

Es gibt kaum ein multigenes (s. Begriffsverzeichnis), das heißt viel vermögendes Mittel, was mit so vielen wissenschaftlichen Untersuchungen des Wirkungsmechanismus untersucht worden ist wie Denttabs.

Jeder Unternehmer, der mit einem neuen Produkt auf den Markt kommt, freut sich über wissenschaftliches Interesse. Die Pharmaindustrie bringt akribisch jeden Erfolg an die Öffentlichkeit und sogar mit data-on-file, was nicht veröffentlicht wurde. Je mehr Arbeiten sagen, dass etwas wirkt und dass es sogar gut und in vielen Bereichen besser als alles andere wirkt, desto bedeutsamer ist das für das Produkt und die Unternehmensgeschichte. Genauso ist es bei Denttabs.

Es gibt viele bekannte und zum Teil mit Auszeichnungen bewertete Promotionen, die zu Denttabs entstanden sind und meistens auch international in der Fachliteratur vorgestellt wurden. Einige Arbeiten wurden als Poster präsentiert. Etliche hängen noch bei uns im Labor und im Flur. Wenn ich Besuch bekomme, kann ich die Menschen an einer Galerie von Denttabs-Beiträgen vorbeiführen. Diesen wissenschaftlichen Hintergrund hat bisher kein anderes vergleichbares Produkt. So etwas zu erreichen, ist für etwaige Nachahmer höchst kompliziert.

Denttabs ist die naturkosmetische Zahnputztablette mit der besten wissenschaftlichen Untermauerung der Fluoridbioverfügbarkeit und der Politurfähigkeit an den Zähnen! Die Bioverfügbarkeit von Fluorid ist bei keinem Mittel besser als bei Denttabs. Wir haben das mit vielen Pasten dieser Welt verglichen. Wir haben damit eine wissenschaftliche Bestätigung, und die Wissenschaft hat eben auch die Aufgabe, ihre Erkenntnisse auf populärwissenschaftliche Art und Weise zu veranschaulichen und der Bevölkerung zu sagen, schaut mal, hier arbeiten Menschen an einem Problem xy, das ist so und so gelöst, und dann gibt es eine tolle Firma in Berlin, die das produziert. Diese wissenschaftliche Öffentlichkeitsarbeit – wie das so schön heißt – ist natürlich ein besonderes Anliegen. Deshalb muss seit gut zehn Jahren jede international oder national geförderte Studie Aussagen dazu treffen, wie sie mit der Veröffentlichung umgehen wird – ethisch korrekt, nicht aufschneidend, sondern bei den Fakten bleibend.

Verwenden Sie die Denttabs persönlich?

Seit das Granulat in klinischer Kontrolle war, nahm ich das Granulat. Seitdem die Tablette produziert ist, nehme ich sie morgens und abends. Denttabs ist das einzige Zahnpflegemittel, das ich persönlich benutze. Die wenig starke Schaumbildung ist ganz wichtig. Es ist ganz schrecklich, wenn der ganze Mund voller Schaum ist. Vor allem spuckt man das ganze Fluorid, das man gerade genommen hat, wieder aus, weil wir ja den Schaum nicht brauchen. Einmal Denttabs, immer Denttabs. So ähnlich hat Axel Kaiser hin und wieder Annoncen geschaltet zu Zeiten, als er nur wenig Geld verdient hat. Es gab in der Zeitschrift »Die Zahnarztwoche« ganzseitige Annoncen, die toll aussahen, jedoch sehr teuer waren. Da sind sehr schnell 5.000 oder 10.000 € zu zahlen. Damit ist man ziemlich schnell am Ende der Finanzkraft eines Unternehmens.

Was sind die größten Meilensteine der Denttabs?

Einen absoluten Durchbruch erreichte Axel Kaiser, als er die Denttabs in die »Aktion Zahnfreundlich« hineingebracht hat. Das ist eine Vereinigung von Zahnärzten, die zahnfreundliche Produkte mit einem Logo versehen, dem Zahnputzmännchen mit dem Regenschirm.

AKTION ZAHNFREUNDLICH E. V.

Die Aktion Zahnfreundlich e. V. (www.zahnmaennchen.de) ist der deutsche »Ableger« des gemeinnützigen Vereins »Aktion Zahnfreundlich Schweiz«. Letzterer wurde 1982 durch Professoren aller Schweizer Universitätszahnkliniken gegründet und setzt sich seitdem für die Mundgesundheit der Schweizer Bevölkerung ein. Mit seinem Markenzeichen – dem »Zahnmänn-

chen« – garantiert der Verein nachweislich für die Zahnfreundlichkeit der Produkte, welche weder kariogen noch erosiv sind. Das »Zahnmännchen« assoziiert den Zusammenhang zwischen Zähnen und deren Schutz. Es genießt in der Schweiz einen Bekanntheitsgrad von über 90 % und ist deshalb als Qualitätslabel in aller Munde. Mit rund 1.000 Einzelmitgliedern besitzt der Verein ein breites Netzwerk an Fachpersonen.
Im Laufe der Jahre wurden weitere unabhängige Vereine im Ausland gegründet. Diese haben sich verpflichtet, in ihren Ländern dieselben Ziele wie diejenigen der Aktion Zahnfreundlich zu verfolgen. Die Vereine sind Lizenznehmerinnen des Markenzeichens Zahnmännchen und vergeben die Qualitätsmarke an Produkte und Firmen (https://zahnfreundlich.ch/zahnfreundlich/ueber-uns/verein/).

Axel Kaiser wollte sich den Markt der Naturkosmetik erschließen. Dafür war die Zertifizierung mit dem BDIH-Naturkosmetiklabel wichtig. Denttabs waren auch die Ersten, die mit Stevia arbeiteten. Auch das war Axel Kaiser ein großes Anliegen. Stevia ersetzte den Süßstoff Aspartam, der zu Recht von vielen kritisch gesehen wird. Die Denttabs waren später erneut die Ersten, die auf die plastikfreie Verpackung abgehoben haben. Das hat dann zu einem wahnsinnigen Interesse geführt. Damit kam Denttabs endgültig aus dem Nischenmarkt. Das zeigt sich jetzt auch an den Verkaufszahlen.

Werden die Denttabs Zahnpasta verdrängen können?

Das glaube ich nicht. Früher lautete der Denttabs-Slogan: »Zahnpasta war gestern.« Damit war klar: Wer Zahnpasta nutzt, ist von gestern und die Zahnputztabletten werden sie ablösen. Das war ein pfiffiger Spruch, der auch heute noch inhaltlich richtig ist: Wenn es mir um Kariesverhütung geht, kann ich das nur mit Fluoriden sinnvoll machen. Dann ist eine Tablette völlig fraglos allemal besser als jede Zahnpasta und von den wissenschaftlichen Beweisen, die vorliegen, völlig unbestritten.

Das sehen die großen Zahnpastahersteller, Konzerne, die für Pfennigbeträge Zahnpasta produzieren, die für mehrere Euro oder Dollar verkauft werden, logischerweise ganz anders. Es gibt auch »wissenschaftliche Vergewaltigung« dahin gehend – und das ist meine höflichste Form, das zu bezeichnen – dass Studien so weit verfälscht werden, dass Zahnpasten sozusagen die Nr. 1 in der Welt sind. Das ist so ähnlich wie mit den Elektrozahnbürsten, die plötzlich die Nr. 1 in der Welt sind, dabei ist die Handzahnbürste in aller Regel immer noch viel besser. Man muss sehr vorsichtig mit solchen Bewertungen umgehen. Die aggressive Werbung für Zahnpasta führt jedoch im Moment immer noch dazu, dass Zahnpasta dominiert.

Aus vielerlei Gründen der Nachhaltigkeit und der minimalistischen Formulierung wäre es aufgrund der wissenschaftlichen Beweisführung sinnvoll, nur das in die Mundhöhle hineinzutun, was die Mundhöhle braucht. Und im Umkehrschluss alles, was sie nicht braucht, vom Triclosan bis zu Antiseptika und von Titanoxid bis zu allen möglichen antibakteriellen Substanzen wegzulassen, weil das eine zusätzliche Belastung ist. An der stirbt man nicht und man bekommt in der Regel auch keine Entzündung, aber man wird motiviert, weniger zu putzen, weil es so sehr schäumt. Man wird motiviert, die Plaquekontrolle nicht akribisch durchzuführen, weil man nach jeder Zahnpastaverwendung für die nächsten eineinhalb bis zwei Stunden einen guten Geschmack im Mund hat. Selbst Crest, die stärkste Zahnpasta, die es auf der Welt gibt, mit einem wahnsinnig hohen Abrasionspotential beim Abschrubben erst von Zahnschmelz und Wurzelzement und später immer mehr auch vom Zahnbein (s. Begriffsverzeichnis), hat immer noch riesige Verkaufszahlen, nicht nur in den USA, sondern auch in anderen Ländern.

Ich will doch gerade eine biologisch orientierte, behutsame und in die normalen Funktionen fördernd eingreifende Mundhygiene mit Erhaltung eines gesunden Mikrobioms als einer normalen bakteriellen Besiedlung. Diese kommensalen (lateinisch vom gleichen Tisch essenden) Bakterien sind unsere Freunde und Helfer, sie stimulieren unsere Immunabwehr, minimieren das Risiko von bakteriellen und viralen Infektionen und halten Zähne und Schleimhaut gesund. Dafür muss ich Zähne putzen (was die Bürste allein macht), den Speichelfluss anregen (was ein bisschen Säure macht) und lebenslang tags und nachts aktive Fluorid-Ionen gelöst im Mund haben.

Ich will mich doch gerade nicht durch Schruppen mit scheuernden Zahnpasten mit überflüssigen antibakteriellen Zusätzen und sinnlosem Schäumen mich mit unbiologischen Mundhygiene-Konzepten veralbern lassen, um bleibende Zahnschäden der Hartsubstanzen zu ertragen.

Denttabs kann man auch so zusammenfassen: Sie stehen für Vernunft, für ein gutes Gewissen, für einen plausiblen Umgang mit einem der wichtigsten Organe unseres Körpers, der Mundhöhle.

2.2 Der erste Frontmann

Die klügsten Köpfe der Wissenschaft haben viele interessante Ideen, die sie nicht alle selbst bearbeiten können – ein Glück für Doktoranden, die sich infolgedessen mit einem Thema auseinandersetzen, auf das sie selbst womöglich nie gekommen wären. Professoren haben dabei die noble Aufgabe, möglichst Themen auf die Tagesordnung zu setzen, deren in Buchform gegossene Ausarbeitung nicht nur die Bibliothek des eigenen Lehrstuhls zieren werden, sondern die Menschheit ein Stück weit voranbringt, wie das im Falle der Denttabs geschehen ist.

Zu manchem kommen Menschen wie die Jungfrau zum Kind. So erging es dem Berliner Zahnarzt Hendrik Eifler mit seinem Doktorvater Prof. Gängler. Er kannte ihn nicht, doch wer ein gutes Netzwerk hat, kennt immer jemanden, der jemanden kennt, der zu einer Problemlösung beitragen kann. Der Vater von Hendrik Eifler arbeitete als Biochemiker bei Prof. Uwe Pfüller, der das Chemie-Institut der Privatuniversität Witten-Herdecke bis 2008 leitete. Dieser wiederum kannte Herrn Prof. Gängler.

Da die eigene Praxis gut lief, hatte Eifler Lust auf etwas Neues – auf eine Doktorarbeit, die Sinn macht und idealerweise sogar als Einstieg in eine wissenschaftliche Laufbahn dienen könnte, die ihn damals sehr interessierte. Zu dieser Promotion wäre es nicht gekommen, hätte das Schicksal nicht seine Finger im Spiel gehabt. Es gab nämlich bereits eine inhaltlich abgeschlossene Doktorarbeit, die jedoch nicht zum Doktortitel führte, da formale Voraussetzungen dafür fehlten. Dies hatte Herr Dr. Eifler nicht zu verantworten. Ihm war in den Wirren der Wende schlicht der Doktorvater abhandengekommen, weil dieser, wie viele Ärzte damals, in den Westen gegangen war. Bedauerlicherweise hatte keiner der anderen Professoren Interesse daran, sich der Dissertation anzunehmen.

Im Oktober 1997 nahm Dr. Eifler die Arbeit an seiner zweiten Doktorarbeit auf und schloss sie mit ihrer Verteidigung im Jahr 2000 äußerst erfolgreich ab, wie sein Doktorvater im Interview ausführte. Prof. Pfüller hatte den chemielastigen Teil der Arbeit als zweiter Doktorvater betreut und ist in der Doktorarbeit als Mentor ausgewiesen.

Hendrik Eifler reizte die spannende Fragestellung, ein auf die notwendigsten Inhaltsstoffe reduziertes Zahnpflegemittel herzustellen und einem Praxistest in der eigenen Zahnarztpraxis zu unterwerfen. Dabei kamen ihm zwei Verbindungen zugute: Zum einen hatte er einen Schulkameraden, der als Pharmazeut an der Freien Universität arbeitete. Dieser ermöglichte ihm, das Labor der Freien Universität zu nutzen. Zum anderen kannte Hendrik Eifler die Herren Axel und Matthias Kaiser seit 1992 über ProDentum®. ProDentum® war das erste Dentallabor, mit dem er nach der Gründung seiner Zahnarztpraxis zusammenarbeitete. Er bat um Unterstützung für seine Promotion und stieß auf offene Ohren. Axel Kaiser nahm sich der Thematik an. Dass es um eine wissenschaftliche Arbeit ging, interessierte ihn nicht so sehr. Ihn reizte die praktische Umsetzung, das Tüfteln.

> Der berufliche Background von Hendrik Eifler sieht wie folgt aus: Er studierte von 1983 bis 1988 Zahnmedizin an der Charité der Humboldt – Universität zu Berlin. Danach war er von 1988 bis 1992 als Assistent in der Klinik für Kiefer- und Gesichtschirurgie der Charité tätig. Seit 1993 ist Hendrik Eifler niedergelassener Zahnarzt in Berlin Prenzlauer Berg.

Interview mit Dr. Hendrik Eifler

Lieber Herr Dr. Eifler, könnten Sie mit wenigen Sätzen erklären, welcher Auftrag hinter Ihrem Promotionsthema steckt?

Es war das Ziel, nur eine auf ein Minimum reduzierte Anzahl von für die Zahnreinigung, Prophylaxe und Erfrischung essentiellen Inhaltsstoffen einzusetzen – leicht herstellbar und gut lagerbar. Das bedeutet ressourcenschonend und weltweit einsetzbar. Und wasserfest musste das Pflegemittel sein. Wer genau wissen möchte, was die Denttabs enthalten, kann gerne einen Blick auf die Zutatenliste der Dissertation werfen.

DIE ZUTATEN:

- kolloidales Siliciumdioxid als Abrasivum zur effektiven Reinigungswirkung in niedriger und hoher Konzentration,
- Natriumfluorid zur Kariesprophylaxe und Remineralisationsförderung,
- Natriumlaurylsulfat als Schaummittel,
- Pfefferminzöl als Aromastoff zur Erfrischung und Motivation,
- Ascorbinsäure zur Speichelstimulation,
- Natriumhydrogencarbonat zur Einstellung des pH-Wertes bei 5,5,
- Hydroxyethylcellulose als Bindemittel und
- Mikrokristalline Cellulose als Füllstoff für eine gebrauchsfähige Menge.

Einer der großen Vorteile der Wasserfreiheit des Granulats bzw. der Tablette ist, dass es unter allen Bedingungen und bei jedem Klima anwendbar ist. Zwei Drittel der Weltbevölkerung waren damals ohne Zugang zu sauberem Wasser. Für die Nutzung der Denttabs braucht man nicht zwingend Wasser. Man speichelt sie ohnehin ein und kann nach dem Putzen alles herunterschlucken oder ausspucken. Den Mund auszuspülen, ist angenehm, aber entbehrlich. Zudem wäre es möglich, Vitamine und Spurenelemente beizufügen für mangelernährte Menschen. Das Spannende und Wertvolle an meiner Doktorarbeit ist der klinische Test. Prof. Gängler setzte auf die Kombination: Seine Idee aufgreifen, umsetzen und testen können.

ALLE VORTEILE

Der Verzicht auf Wasser hat gegenüber einer Zahnpaste Vorteile in Bezug auf:

- die Rezeptur (Minimierung der Anzahl der Inhaltsstoffe durch Wegfall aller Konsistenz gebenden und erhaltenden Chemikalien),
- die Lagerfähigkeit (Wegfall von Konservierungsmitteln, unerwünschte multilaterale Interaktionen zwischen verschiedenen Inhaltsstoffen entfallen, da diese in wässrigem Milieu ablaufen),
- das Gewicht und
- auf Wirtschaftlichkeit bei der Herstellung, Lagerung, Vertrieb und Einsatz.

Haben Sie und Axel Kaiser wie die alten Alchimisten Pülverchen zusammengerührt? Er erzählte etwas von einem Küchensieb ...

Alchimisten sind schon lange tot. Doch Axel und ich haben in Berlin tatsächlich die Rezepte für die Granulate/Pillen entwickelt. Er erinnert sich unter Garantie an unsere Freitage und Sonnabende in der Pharmazie in Berlin, wo wir erst Granulate mischten und später Pillen drehten. Eine Freundin von Axel, eine Apothekerin, besorgte die Substanzen.

Ihre Doktorarbeit bestand aus zwei Teilen – wie muss ich mir das vorstellen?

Teil 1 hatte als Ziel, ein Zahnputzgranulat bestehend aus einem Minimum an Inhaltsstoffen mit zwei unterschiedlich hohen Abrasivkonzentrationen zu entwickeln und eine Methode der kostengünstigen Herstellung zu entwerfen.

Die klinische Studie stellte den zweiten Teil meiner Arbeit dar. Sie hat zeitlich einen weitaus größeren Raum eingenommen und war logistisch neben meiner Arbeit in der Praxis eine echte Herausforderung. Doch dafür war meine Praxis eine »Außenstelle« der Uni Witten/Herdecke und über Ethikkommission und Uni-rechtsabteilung bei der Studie abgesichert. Man kann im Medizinbereich nicht so einfach experimentelle Studien mit Medikamenten/Kosmetika durchführen.

Meine Arbeit entspricht in mancher Hinsicht eher nicht der üblichen Dissertation. Als externer Doktorand hatte ich mehr Freiheiten und ich hatte den Eindruck, dass Prof. Gängler das auch nutzte, um eine Antwort auf die gestellte Aufgabe zu bekommen. Studenten sind abhängiger und sicher auch nicht immer selbstständig, auch jünger und im Alltag der Unihierarchie unterworfen. Entwicklung, Testung und Patentierung eines neuen Zahnputzmittels in einer Arbeit ist schon nicht die Regel. Das sind sonst zwei oder drei Themen.

Glauben Sie, dass die Denttabs Zahnpasta vollständig verdrängen werden?

Schön wäre es, doch nein, das glaube ich nicht. Dazu ist das Zähneputzen mit Zahnpasta schon zu lange und zu sehr antrainiert. Das lernen Kinder schon sehr früh.

Verwenden Sie selbst Denttabs?

Von Anfang an und sie sind auch die einzige Zahnpflege, die ich meinen Patienten empfehle.

Besten Dank, lieber Herr Dr. Eifler.

ROT WIE BLUT

Zuletzt noch eine lustige Anekdote aus der Anfangszeit der Denttabs. Die Doktorarbeit von Hendrik Eifler hatte sich mit einem weiteren Thema beschäftigt, der mangelnden Kontrolle über das Putzverhalten. Keiner weiß genau, ob er seine Zähne richtig geputzt hat. Deshalb gab es eine zusätzliche Tablette, die Beläge rot einfärbte. Eine wunderbare Idee in der Theorie, doch leider wenig praktikabel. Der Selbstversuch verschaffte Hendrik Eifler ein neues Waschbecken: Selbst kleinste Haarrisse in der Keramik leuchteten rot aufgrund des Farbrestes, der beim Ausspülen im Waschbecken landet.

2.3   Der erste Denttabs-Produzent: Vom unhandlichen Granulat zur praktischen Denttabs-Zahnputztablette

Von der Produktidee bis zum marktgängigen Produkt für den Endverbraucher ist es oft ein langer Weg mit Trial and Error. Der erste industrielle Produzent der Denttabs war Burghard Burczyk-Adelsberger in seiner Funktion als Geschäftsführer der Haupt Pharma Berlin GmbH, einem sog. Lohnhersteller oder Auftragsfertiger. Burczyk ist derjenige, dem das Verdienst zukommt, das unhandliche Granulat in die anwenderfreundliche Tablettenform gepresst zu haben.

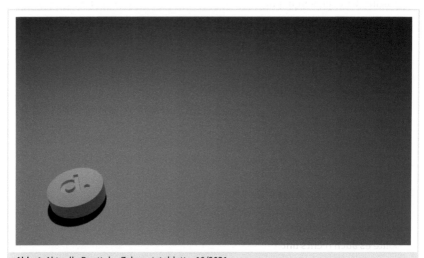

Abb. 4: Aktuelle Denttabs-Zahnputztablette, 10/2021

Interview mit Burghard Burczyk-Adelsberger

Zur Person:

Burghard Burczyk-Adelsberger ist von Hause aus Maschinenbau-Ingenieur und seit 1992 in Führungspositionen in der Pharmabranche tätig. Burczyk arbeitete zunächst in Berlin bei Sanorania, einem gut etablierten Generika-Unternehmen mit eigener Herstellung. Als Sanorania an Pharmacia & Upjohn verkauft wurde und später die Herstellung zu einem signifikanten Teil zur Haupt Pharma Berlin transferierte, wechselte Burczyk zur Haupt Pharma. 2007 stand dann der Wechsel zur heutigen Aristo an. Ab 2015 baute er für das französische Unternehmen Ethypharm das Deutschlandgeschäft auf. Seit 2017 ist er CTO bei der neuraxpharm Gruppe und Geschäftsführer der deutschen Gesellschaft.

All die Jahre blieb Burczyk den Denttabs, genauer gesagt Axel Kaiser, freundschaftlich verbunden. Als aufgrund der gestiegenen Nachfrage ein zweiter Lohnhersteller gesucht wurde, folgte Denttabs seiner Empfehlung. Expertenrat war wichtig. Ich ließ mir sagen, es sei nicht ganz leicht mit Lohnherstellern zusammenzuarbeiten, da sie vielen Herren dienen. Insofern müsse man sie produktspezifisch qualifizieren und die Qualität immer wieder prüfen. Da die Denttabs zertifiziert sind, müssen die Vorgaben akribisch eingehalten werden.

Lieber Herr Burczyk-Adelsberger, wie war das damals mit den Denttabs?

Ich kann mich noch gut erinnern: Bei Haupt Pharma hatte ich irgendwann eine Kundenanfrage von ProDentum® für ein komisches Granulat vorliegen. Ich dachte gleich, das ist nicht unser Geschäft. Das interessierte mich überhaupt nicht. Doch die Herren Kaiser wollten unbedingt vorbeikommen. Sie kamen zusammen mit Hendrik Eifler und ich meine auch Prof. Gängler zu mir und hatten ein Muster von zwei Granulaten dabei, eines war auch noch rot eingefärbt. Ich habe ihnen gleich gesagt:»Das kann man technologisch machen, doch das ist Blödsinn.« Ein Granulat war schlicht nicht praktikabel: Wie sollte man ein Granulat auf die Zahnbürste und dann in den Mund balanciert bekommen? Kosten sollte es auch nichts und die in Rede stehenden Mengen waren klein. Ein Granulat machte wirtschaftlich keinen Sinn für unser Unternehmen.

Da mir die Produktidee gefiel, habe ich nach dem Gespräch noch einmal darüber nachgedacht, ob es nicht doch eine sinnvolle Lösung geben kann, und kam darauf, dass es viel cleverer wäre, eine Kautablette zu entwickeln. Mit Kautabletten hatte ich Erfahrung, denn wir stellten u. a. bereits Magnesium-Kautabletten her. Unser Herstellungsleiter meinte, das würde gehen. Die Herren Kaiser fanden die Idee cool. Wir haben uns mehrfach getroffen. Ich war mit den Jungs im Laborbereich im Keller, wo ich die Komponenten hatte bereitstellen lassen. Nachdem sich die Herren labormäßig umgekleidet hatten, haben wir Mischungen hergestellt, Tabletten gepresst und getestet. So haben wir eine Rezeptur entwickelt, die sich gut pressen lässt. Die Tablette durfte nicht zu hart sein, das

Mundgefühl musste passen und der Geschmack sollte angenehm sein. Vom ersten Mischen bis zum fertigen Produkt dauerte das sicher ein halbes Jahr.

Die Tablettenform machte das Produkt von der Genauigkeit der Dosierung des Fluorids und vom Handling her erst richtig praktikabel. Wir hatten damit eine Formulierung, die der Zahnpasta weit überlegen ist.

Wir haben uns auch Gedanken um die Verpackung gemacht. Es gab eine Kunststoffdose und 10er-, 20er und 60er-Blister, d. h. Sichtverpackungen, wie man sie von Tabletten kennt. Blister sind hygienisch und gut zu transportieren. Sie waren damals – lange vor der Plastikfrei-Bewegung – völlig in Ordnung. Axel Kaiser ist an dem Thema Verpackung drangeblieben. Der Durchbruch der Denttabs kam mit der Tüte als Verpackung. Die Umstellung von HDPE (Polyethylen mit hoher Dichte) auf die kompostierbare Folie kam zum richtigen Zeitpunkt und öffnete erneut die Tür zu den dm-Drogeriefilialen.

Wir hatten schon zehn Jahren zuvor Dontodent-Zahnputztabletten als Eigenmarke für dm auf Zehner-Blister-Basis produziert. Damals dachten wir, das sei der Durchbruch, doch das Interesse war wieder abgeflacht. Man hat nun mal den Menschen einen Paradigmenwechsel abverlangt – weg vom Zähneputzen mit Zahnpasta. Das hat damals nicht funktioniert. Dabei war es vom Ursprung des Zähneputzens anders – und Affen machen es heute noch: Sie putzen die Zähnen mit ausgefransten Holzstücken oder Wurzeln und das ist nichts anderes als Zellulose, der Hauptbestandteil der Denttabs – deshalb mein Slogan »Back to the roots«.

Glauben Sie, dass die Denttabs Zahnpasta vom Markt verdrängen werden?

Nein, das glaube ich nicht, dazu ist der Mensch zu sehr ein Gewohnheitstier. Schön wäre es aus gesundheitlicher Sicht. Ich glaube auch nicht, dass es bei jedem Menschen passt. Jeder hat eine andere Erwartungshaltung gegenüber seiner Zahnpflege. Wenn überhaupt, dann würde es Jahrzehnte dauern. Doch ich glaube schon, dass die Denttabs signifikante Marktanteile erlangen werden und es werden sicher noch andere auf den Zug aufspringen. Doch auch die Zahnpastahersteller werden sich etwas einfallen lassen müssen, um nachhaltig zu sein.

Die Denttabs sind eine super Alternative zu Zahnpasta, zum einen aufgrund der Verpackung, sie entspricht dem Umwelthype und gibt den nötigen Rückenwind. Zum anderen ist die Zahnputztablette der Zahnpasta auch von der Funktion her überlegen. Die Zahnpflege ist viel intensiver. Wenn die Menschen verstehen, was die Tablette wirklich kann, dann lässt sich das nicht mehr aufhalten. Es geht schon jetzt in die richtige Richtung.

War Axel Kaiser schon immer so umweltbewusst?

So gut kenne ich ihn nicht. Doch schon seit zehn Jahren will Axel sein Auto auf Elektro umbauen. Öko war sicher immer ein Thema, doch es hat sich ja alles verändert. Vor 15 Jahren hat keiner so extrem darüber nachgedacht, wie wir das heute tun. Die Grünen bekommen ja auch jetzt erst seit ein paar Jahren so richtig Rückenwind.

Besten Dank für diesen Einblick in die Welt der Lohnhersteller, lieber Herr Burczyk-Adelsberger.

3 Nur die Harten kommen in den Garten – Der Selbsttest bei »brand eins«

Damit Sie sich vorstellen können, wie die Denttabs auf den mehr oder weniger unvoreingenommen Nutzer wirken, lasse ich einen unabhängigen Tester zu Wort kommen. Der Test stammt aus 2013 und ist der qualitativ hochwertigste und aufwendigste Medienbeitrag über die Denttabs. Er findet sich im Artikel »Fresse polieren« von Bernhard Bartsch, der im Oktober 2013 im Magazin »brand eins« erschien. Der Journalist hatte einen 31-tägigen Selbsttest unternommen. Okay, der Test dauerte nur 30 Tage, am 31. Tag suchte Bartsch seinen Zahnarzt auf. Dieser hatte von den Denttabs gehört: »Ist das von dem Typ aus Berlin?«, doch mehr wusste er nicht.

Der Zahnarzt legte Hand an: »Mit Spiegel und Kratzer arbeitet er sich durch die Zahnreihen.« schreibt Bartsch. Das Ergebnis lautete: »Die Zähne sind tadellos gepflegt. Und das Zahnfleisch ist auch gesund.« Prima. Die Frage, ob Bernhard Bartsch die Denttabs weiter benutzen soll, wird mit einem »Warum nicht.« beschieden und mit dem Nachsatz bedacht: »Wäre schon interessant zu sehen, was daraus wird.«

Der Testverlauf in »Fresse polieren« wird anhand bestimmter Tage dokumentarisch aufbereitet. Wir erfahren von allen Schwierigkeiten. Und Bartsch hält sich dabei nicht wirklich zurück, wenn er von pappigem Pillenpuder zwischen Zähnen und Lippen spricht an »Tag 1«. Auch die ultraweiche Zahnbürste kommt nicht sehr gut weg, denn sie »streichelt labberig durch den Mund«. Ich kann das gut verstehen, denn ich brauche zwischendurch auch etwas Handfestes, eine mittelharte Zahnbürste. Bartsch vermisst die elektrische Zahnbürste.

- Am Tag 4 scheitert der Versuch, die Familie ins Boot zu holen – das Töchterchen bleibt bei der süßen Kinderzahnpasta.
- Doch es wird langsam besser: Am neunten Tag fällt das Zerkauen der Tablette leichter, doch die Putzdauer von drei Minuten ist »aufgrund von Disziplinlosigkeit« nur eine Schätzgröße – ich vermute maximal 90 Sekunden.
- Tag 12: Werbung für eine elektrische Zahnbürste führt zu großer Wehmut und dem Entschluss, sich nach dem Denttabs-Experiment zur Belohnung einen

»elektrischen Superputzer« zu gönnen. Erkenntnis: Es braucht tatsächlich mehrere Wochen, damit es mit dem Umsteigen auf die Denttabs dauerhaft klappt.

- Tag 15 ist vielleicht der Wendepunkt. Bartsch hat empfindliche Zahnhälse, ein Glas Grapefruitsaft kann ihm den Rest des Tages verderben und schlimmer noch: Ein Glas trockenen Weißweins am Abend kann das Frühstück am nächsten Morgen ruinieren. Ein wahrer Held macht keine halbherzigen Sachen: Bernhard Bartsch opfert sich förmlich und trinkt zwei große Gläser Riesling und zu seiner großen Freude »richten ihm die Zähne aus, dass sie die Säure zwar bemerkt haben, jedoch nicht ernsthaft übel nehmen.« Er schreibt: »Denttabs – wir könnten doch noch Freunde werden.« Ich finde das nach nur zwei Wochen sehr beachtlich.

- Tag 16: Es gibt mehr und noch trockeneren Riesling. Bartsch entschuldigt sich innerlich bei Axel Kaiser dafür, ihn in Gedanken einen »Quacksalber« genannt zu haben.

- Tag 22: Hurra – es ist vollbracht: Der Griff zur Pillendose erfolgt automatisch, das Zerbeißen der Tablette ist »zu einem eigenen Ritual geworden und kostet keine Überwindung mehr.« Und dann kommt es: »Die alte Gewohnheit (Zähneputzen mit Zahnpasta) ist durch eine neue ersetzt.«

- Der Test an Tag 30 zeigt: Der Griff zu Zahnpasta und harter Zahnbürste ist anders als von Axel Kaiser prognostiziert. Die Zahnpasta schmeckt nicht eklig, die Zahnbürste kratzt auch nicht hässlich. Bernhard Bartsch beschreibt das sehr poetisch: »Es ist wie die Begegnung mit einem alten Freund, der vertraut ist, aber nie mehr die gleiche Rolle spielen wird wie einst.«

Liebe Leserinnen und Leser, nur Mut, machen Sie selbst den Denttabs-Test.

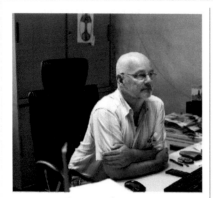

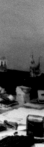

Fresse polieren

Axel Kaiser (Foto) vom Berliner Start-up Denttabs verspricht eine Revolution des Zahneputzens. Die Idee: Tabletten sollen Zahnpasta ersetzen – und alles besser können. Das größte Hindernis: die Macht der Gewohnheit.

Ein Selbstversuch.

Text Bernhard Bartsch   Foto Jens Passoth

Abb. 5: Magazin brand eins, Heft 10/2013 – Bernhard Bartsch »Fresse polieren«

47

4 Blut ist dicker als Wasser

Familie – dazu fällt jedem etwas ein in den Kategorien Fluch und Segen. Sie kann eine wunderbare private Gemeinschaft sein, die die Familienmitglieder über Zusammenhalt und Geborgenheit stärkt oder die Hölle auf Erden, wenn jeder Freiraum oder der Respekt vor den anderen fehlt. Familie ist meistens von allem etwas. Die berühmten Familien der Weltgeschichte, die Medici, die Borgias, der Hochadel weltweit waren starke Verbünde. Doch der Erfolg der Familie stand über dem Wohl der einzelnen Person.

4.1 Familienbande – Sie lieben und sie hassen sich

Wie immer man über die Familie als Institution denkt, für Axel Kaiser ist Familie wichtig. Für seinen älteren Bruder Matthias auch. Das macht die Brüder privat und als Unternehmer sowohl stark als auch wirtschaftlich verletzlich. Die Denttabs gäbe es nicht oder längst nicht mehr, ohne den ausgeprägten familiären Zusammenhalt und eine gewisse Opferbereitschaft von Matthias Kaiser, den Denttabs-Spleen seines Bruders mitzutragen, genauer gesagt mitzufinanzieren, denn nichts anderes als ein Spleen waren die Denttabs in ihrer monetären Erfolglosigkeit lange. Das ging natürlich nicht stillschweigend vonstatten. Wie das in Familien so ist: Die Brüder haben sich immer wieder gezofft. Da hörte ich Axel Kaiser bisweilen ordentlich schimpfen. Doch er schob stets ein versöhnliches »aber« hinterher: »Aber ohne Matthias wäre Denttabs nicht möglich gewesen.«.

Beide Herren tragen einander jedoch nichts nach, wenn ihnen im Impuls der Gaul richtig durchgeht. Und wahrscheinlich hat ein großer Bruder für die jüngeren Geschwister immer ein großes Herz. Dies gilt jedenfalls für »Matze« Matthias Kaiser: Er hatte zunächst seine Schwester Lilian in seiner großen Wohnung aufgenommen, dann Axel und zuletzt auch Christoph. «Matze» scheint ein wenig Vaterersatz für die jüngeren Geschwister gewesen zu sein.

Und so endete denn auch das Interview mit Matthias Kaiser, als das Band schon nicht mehr mitlief, mit den Worten: »Ich liebe meinen Bruder.« Das kam völlig unvermittelt oder auch nicht, denn wir hatten ja über das halbe Leben der Herren Kaiser gesprochen. Durchaus emotional. Als ich wenig später im Büro ankam, hatte ich ein altes Foto der drei Kaiser-Brüder auf dem Macbook.

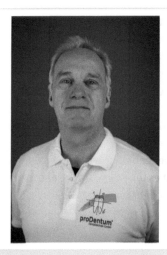

Interview mit Matthias Kaiser, Geschäftsführer proDentum®

Das Werden der Denttabs erlebte Axel Kaisers Bruder Matthias als Mitgesellschafter mit durchaus mit eigener Perspektive.

Abb. 6: Matthias Kaiser

Lieber Herr Kaiser, wie sieht die Denttabs-Geschichte aus Ihrer Sicht aus?

Es fing damit an, dass wir den Zahnarzt Hendrik Eifler bei seiner Doktorarbeit in gewisser Weise gesponsert haben, denn so eine Promotion ist teuer, wenn man an einer Privatuniversität promoviert. Axel und Hendrik Eifler waren damals eng befreundet und wir wollten, dass er rasch wieder voll in der Praxis tätig ist und weiterhin Zahnersatz bei proDentum® kauft. Er und seine Frau gehörten zu den ersten Kunden, die proDentum® hatte. Sie sind immer noch gute Kunden und gute Zahnärzte. Da schicke ich gerne Patienten hin.

Wir waren damals in der Gründungsphase und nach der Wende viel im Osten unterwegs, denn im Westen hatten wir keine Chance. Im Osten gab es jedoch nicht genug Labors. Deswegen sind wir dort groß geworden. Wir sind richtige

Wendegewinner. Ich habe immer die Berliner Zeitung auf Anzeigen von Zahnärzten zur Praxiseröffnung durchgesehen. Die habe ich ausgeschnitten. Dann sind wir hingefahren, haben zur Praxiseröffnung gratuliert und gefragt, ob ein Labor benötigt wird.

Sie sind doch ebenso wenig Zahntechniker wie Ihr Bruder Axel? Wie haben Sie sich diese spezifischen Kenntnisse angeeignet?

Ich bin ursprünglich Lehrer, doch es gab einen Familienbetrieb: Unser Bruder Christoph war Zahntechnikermeister mit einem Riesenlabor in Singapur. Von ihm haben wir gelernt, was wir brauchen, und uns fortgebildet. Von einem Freund, der Zahnarzt war, habe ich auch viel gelernt. Ihn hatte ich bei einem Geburtsvorbereitungskurs kennengelernt. Er hat zu uns gesagt:»Ihr seid wahnsinnig!«, worauf wir meinten:»Macht nichts. Wir machen das trotzdem.« Wir haben auf unseren Bruder in Singapur vertraut.

Christoph war ein Weltenbummler. Er war in Venezuela und Afrika. Dann ging er für ein französisches Unternehmen nach Singapur. Dort lernte er seine Frau kennen. Vor genau 30 Jahren ist dort sein Sohn geboren. Christoph blieb da und gründete dann 1987 sein eigenes Unternehmen, Kaiser Dental Laboratory, mit zuletzt 80 Mitarbeitern.

Als Christoph starb, war das für uns alle sehr schlimm – persönlich, familiär und auch für das Unternehmen. Er war derjenige, der richtig viel Ahnung hatte. Wir haben sein Unternehmen abgewickelt. Vielleicht hätte sich ein Nachfolger gefunden, doch Singapur war inzwischen kein Billiglohnland mehr. Die Leute verdienen inzwischen dort mehr als hier. Das ist ein richtig reiches Land geworden. Eine Erfolgsstory. Es wäre daher ohnehin an der Zeit gewesen, nach China zu gehen wie alle anderen. Wir gingen in die Türkei und machten sehr gute Erfahrungen. Weil das alles Deutsch-Türken sind, gibt es keine Sprachprobleme und sie sind in Deutschland ausgebildet. Das ist ein Joint-Venture mit einem deutschen Labor im Rheinland. Auch mein Bruder hat das in Singapur mit anderen deutschen Technikern zusammen gemacht. Das türkische Labor ist super modern, so etwas gibt es bei uns gar nicht.

Als wir entdeckten, dass Denttabs ein interessantes Produkt ist, wollten wir eine zweite Schiene neben dem Dentallabor aufbauen, damit wir nicht von der

Zahntechnik abhängig wären. Bis der Schritt vom Granulat zur Pille kam, war das ein komplizierter Weg. Daran waren viele Freunde mitbeteiligt. Ein Freund von Axel hatte eine Freundin, Frau Umbach, die Apothekerin war. Sie besorgte das Material. Sie und Axel waren dann mit Hendrick Eifler an der Freien Universität und durften im Labor die Geräte für die ersten Anmischungen benutzen. Axel hatte einen Freund, der wollte eine eigene Firma für die Denttabs gründen und dort die Geschäftsführung übernehmen. Er hatte mit Start-ups zu tun und war ein Hans Dampf in allen Gassen, doch daraus wurde letztlich nichts. Das waren die Anfänge.

Es ist schon interessant, wer alles gute Ideen hat, wenn man ein Unternehmen gründet. Wir waren ja keine erfahrenen Geschäftsleute, außer, dass wir hier unseren Betrieb mit der Zahntechnik hatten, doch das ist eine andere Welt. Wir hatten beschlossen, ein Produkt zu entwickeln, das wir vermarkten. Wir haben das sechs, sieben Jahre lang bis 2009 innerhalb von proDentum® gemacht.

Ich hatte einen guten Kontakt zur HTW, eine Freundin war dort Professorin und habe dort fünf Praktikanten akquiriert, die das Konzept für einen Online-Shop geschrieben und ihn programmiert haben. Sie haben auch das erste Marketingkonzept entwickelt. Axel hat mit den jungen Leuten in seinem Zimmer zusammengesessen, gebrütet und sich tolle Sachen ausgedacht. Aus allen ist etwas geworden. Eine von ihnen, Daniela Adam, blieb dann noch ein-zwei Jahre bei uns und schrieb ihre Diplomarbeit über Qualitätsmanagement und spezialisierte sich in diesem Bereich. Sie flog nach Singapur und hat das Denttallabor dort mit dem TÜV zusammen zertifiziert. Das waren spannende Zeiten 2003/2004.

Die Studenten haben dabei mitbekommen, wie der Aufbau eines Unternehmens funktioniert. Denttabs ist ja quasi ein Spin-off von proDentum®. Mit unserem »altmodischen Handwerksbetrieb« haben wir das Geld verdient, um in ein neues Produkt zu investieren. Doch es gab einen großen Zusammenhang: Die verbindende Klammer waren die Zähne.

Wie war die Aufgabenverteilung bzgl. der Denttabs?

Irgendwann haben wir entschieden, dass es sinnvoll und an der Zeit für einen Spinn-off wäre, und haben die Denttabs quasi ausgegründet. Es sollte sauber inhaltlich und rechtlich getrennt sein. Zudem ist ja der Größenwahn aller Jungunternehmer, dass einer kommt und das Unternehmen für viel Geld kauft. Das war in der Zeit der große Hype. Eine klare Trennung der Unternehmen ist natürlich auch für den Fall von Vorteil, dass etwas schiefläuft. Doch als optimistische Jungunternehmer haben wir das eher ausgeblendet und uns aufs Gelingen konzentriert.

Wir haben nicht nur, sondern auch eine Holding gegründet, die zu je 50 % meinem Bruder und mir gehört. Der Holding wiederum gehören jeweils 100 % der Anteile von Denttabs und proDentum®. Getrennt marschieren und vereint siegen.

Es muss immer einen Visionär geben. Axel ist der Mittelstürmer und ich bin der Verteidiger und der Mittelfeldspieler. Ich sorge dafür, dass das alles funktioniert und stabil ist. Und er steht wie Thomas Müller da, bis das Tor endlich fällt. Es geht nicht das Eine ohne das Andere.

Wir haben anfangs auch viel zusammen gemacht. Wir sind zu Herrn Burczyk, dem ersten Lohnhersteller, gefahren und waren auch bei anderen Herstellern für Zahnputzmittel. Doch irgendwann ging das Thema komplett zu Axel rüber und ich kümmerte mich nur noch um die Zahnfirma. Er hat seit 2009 praktisch nur noch für Denttabs gearbeitet. Ich war im Grunde mit proDentum® der Investor. Wir haben ja keinen Investor gefunden. Wir hatten einmal einen, doch das ist schief gelaufen. Aber Axel wollte das auch nicht wirklich. Aus heutiger Sicht hatte er recht. Wenn wir jetzt einen Investor dabei hätten, würde der immer mitdiskutieren. So war proDentum® der Investor und hat letztlich viel Geld ausgegeben, das im Unternehmen dann wieder fehlte, wo ich nicht genug Leute einstellen konnte und sehr sparsam mit den Gehältern sein musste.

Das war nicht ganz einfach und wir haben uns auch manchmal in die Haare gekriegt, weil wir unterschiedliche Vorstellungen hatten, aber es war nie so schlimm, dass man nicht eine gute Lösung gefunden hätten. Nachdem Axel ab 2009 geistig nur noch für Denttabs da war, da fing es an, dass er auf den Erfolgstrip kam. Das passte alles genau zusammen.

Dann waren Sie nie kurz vor dem Bruch?

Es gab mal die Überlegung, die beiden Unternehmen in der Form komplett zu trennen, dass Axel Denttabs zu 100 % gehört und mir proDentum® zu 100 %.

Damals ging es Denttabs sehr schlecht und wir hatten alle Probleme. Das haben wir verworfen. Wir sind einen anderen Weg gegangen und haben es rechtlich so geregelt, dass jeder von uns in seinem Bereich bzw. Unternehmen, das Sagen hatte. Die Eigentumsverhältnisse bleiben unangetastet. Das ist alles innerhalb kurzer Zeit entschieden und umgesetzt worden. Und seitdem geht es auch proDentum® viel besser. Ich konnte die frei werdenden Mittel bei proDentum® investieren und neue Leute einstellen, die eigene Kunden mitbrachten.

Das zeigt: Es lohnt sich durchzuhalten, es lohnt sich auch, seinen Bruder oder seine Geschäftspartner in ihren Verrücktheiten zu akzeptieren und unterstützen. Wenn man nur lange genug dabei bleibt, kommt auch der Erfolg – muss nicht, aber man kann das machen. Das heißt nicht, dass man immer einer Meinung ist. Axel findet bestimmt Sachen blöd, die ich mache, und ich bin bei manchen Sachen, die er macht, nicht sicher, ob ich das auch tun würde.

Mir scheint, es war schon eine privilegierte Situation für die Denttabs-Ausgründung mit dem gut gehenden Dentallabor im Hintergrund.

Nein, das war es insofern nicht, als wir nach dem Tod meines Bruders Christoph durch die Abwicklung des Dentallabors in Singapur viel Geld verloren hatten. Auch die Dentalbranche als solche ist sehr schwierig. Das Gesundheitssystem wurde verändert und es floss allein dadurch weniger Geld. Wir schwammen nicht im Geld, doch es reichte, um für Denttabs die Ressourcen zu stellen. Das lief nicht über die Portokasse, sondern über Kredite.

Ich bin ein bisschen betrübt, weil alle auf die Plastikfreiheit der Verpackung abfahren und weniger auf das tolle Produkt Denttabs.

Solche Effekte gibt es bei anderen Produkten auch: Ich verpacke das prima und dann stellt der Kunde fest, das ist wirklich ein gutes Produkt. Der Mensch ist schlicht gestrickt. Auch Leute, die biologisch wertvolle Kosmetik herstellen, legen ganz viel Wert auf eine entsprechende Verpackung. Ich muss ja den Menschen ansprechen. Ich kann nicht hochwertige Biokosmetik machen und die in einen grauen Pappkarton verpacken. Dann kauft es auch keiner, weil es sich nicht wertvoll anfühlt. Das wird jeder Marketingfachmann bestätigen. Wenn man sich selbst anschaut, dann weiß man das auch. Viele Leute kaufen Wein, weil das Etikett toll ist, obwohl man nicht weiß, ob der Wein auch gut schmeckt.

Es macht etwas mit dem Kopf, man denkt an etwas Angenehmes und hofft, dass der Wein schmeckt.

War Axel Kaiser schon immer öko?

Das mit dem »öko«, dazu habe ich auch einen Beitrag: Ich war ursprünglich im Vorstand des Verbandes Unternehmensgrün und habe damals schon gesagt, das Spannende an Denttabs ist, dass es diesen ökologischen Aspekt hat – so wenig Verpackung, so wenig Inhaltsstoffe und kein Wasser. Ich habe das im Verband immer unter allen Leuten gestreut und gefragt, wie kommen wir dahin, dass das ein interessanter Aspekt ist. Ich war damals auch richtig aktiv bei den Grünen und habe im Bundestag für sie Lobbyarbeit gemacht und auch Lobbyarbeit für das Handwerk.

Ich habe zu Axel gesagt, lass uns mal ausrechnen, wie viel Wasser und Verpackung wir pro Jahr sparen. Das war schon früh ein Thema. Als Axel dann Geschäftsführer der Denttabs war und mir die Verbandsarbeit zu viel wurde, habe ich ihm gesagt, er solle sich darum bemühen, in den Vorstand von Unternehmensgrün zu kommen. Die suchten dringend engagierte Leute und er spricht ja gerne und macht das auch gut. Zudem wäre es gut für das Unternehmen. Pro-Dentum® war kein ökologisches Unternehmen, wir machen Zahnersatz, da war nichts Grünes dran. Denttabs ist hingegen ein typisches Zukunftsunternehmen, weil etwas Innovatives gemacht wird, das einen ökologischen Aspekt hat bis zur Verpackung hin. Die Initiative öko kam ursprünglich von mir.

Ihr Bruder hat erzählt, wie wenig öko er ursprünglich war. Bei Autos sei ihm nur wichtig gewesen, wie weit er mit einer Tankfüllung komme und dass diese Reichweite groß sei.

Ich kam über einen Freund zu den Grünen und zum Verband Unternehmensgrün und habe nur den Staffelstab weitergegeben. Wir waren auch häufig zusammen bei Veranstaltungen vom BUND und haben Proben verteilt. Ich sagte Axel damals, mach die Tabletten in Pappkartons. Das wollte er nicht, weil er dazu große Maschinen und große Anlagen gebraucht hätte und es zu teuer gewesen wäre. Das stimmte auch alles, aber der Gedanke war schon früh da, den er jetzt umsetzen kann mit seiner Maschine und der Papierverpackung. Die Idee hatten wir schon vor 15 Jahren: Wenn wir die Denttabs nicht in der Plastikdose hätten, hätten wir den voll-ökologischen Aspekt.

Je mehr Interviews ich führe, desto klarer wird mir, dass es bei nahezu jeder Facette mehrere Väter und Mütter gab. Wir auch bei der Idee, eine Tablette zu pressen. Die kam zwar von Herrn Burczyk, dem ersten Lohnhersteller der Tabletten, doch Hendrik Eifel hatte die Empfehlung hierzu schon in seiner Doktorarbeit ausgesprochen.

Das ist interessant mit Dr. Eifler. Es war damals so: Burczyk und seine Firma jedenfalls konnten kein Granulat herstellen. Die konnten nur Pillen produzieren, deshalb wollte er uns die Pillenidee verkaufen. Das Universum führt das ganz gut und sagt, hey Leute, das ist doch die praktische Lösung und führt so alles zusammen.

Mit der Plastikfreiheit ist das ähnlich: Ihr Bruder betont immer, wie dankbar er Milena Glimbovski ist, der Gründerin des Original Unverpackt Ladens. Sie habe immer wieder Druck gemacht, auf die Plastikdose zu verzichten. Sie selbst sieht das gar nicht so, sie mache niemandem Druck. Umgekehrt berichtete eine leitende Mitarbeiterin der BIO COMPANY, Ihren Bruder immer wieder hierzu gedrängt zu haben, was bei ihm jedoch nicht so präsent ist. Wir haben offenkundig alle eine selektive Wahrnehmung.

Das liegt daran, dass ich auf das fokussiert bin, was mich interessiert, also bei uns, die Zahnputztablette in die Welt zu bringen, während die Ladenbesitzerin ein viel grundsätzlicheres Thema hat: Wie bringe ich Plastikfreiheit als Thema voran. Da sind die Denttabs eines von 1000 Produkten. Denttabs ist insofern für sie nicht wahnsinnig wichtig und vielleicht auch vom Umsatz her nicht so interessant.

Wird Denttabs die Zahnpasten vom Markt fegen?

Das hängt von vielem ab, insbesondere wie stark man in die Werbung reingehen kann. Ich benutze die Denttabs schon seit 15 Jahren und würde nie wieder Zahnpasta nehmen. Doch wenn ich keine habe, z. B. im Urlaub, weil vergessen, dann putze ich ausnahmsweise auch mit Zahnpasta und denke nicht, dass die Welt untergeht. Wir müssen an die jungen Leute ran. Das sind die, die langfristig als Kunden dranbleiben. Ich kenne über meine Kinder viele junge Leute. Da finden Paradigmenwechsel statt. Man sieht das bei der veganen Ernährung und auch beim Thema Plastikfreiheit. Wenn sie noch Fleisch essen, kaufen sie beim

Biohändler und haben eine eigene Dose dabei. Die Jungen leben und organisieren sich anders.

Wir haben anfangs bei vielen älteren Kunden gesehen, dass sie zwar mit den Denttabs angefangen haben, doch dann fanden sie sie nicht im Laden um die Ecke und es wurde ihnen zu umständlich, sie zu besorgen. Das Beschaffungsthema hat sich zum Glück geändert, durch die Listung bei dm. Dadurch ist die Verfügbarkeit eine ganz andere.

Lieber Herr Kaiser, ich bedanke mich.

4.2   Der bekennende Vater und seine Tochter

Familie ist natürlich auch die nächste Generation. Diese ist bei den Kaisers bereits zwischen 17 und 30 Jahre alt. Daher wird mit einem Interview mit Emily Kaiser, der Tochter von Axel Kaiser und Kerstin Böhme, ein kurzer Blick hinter die Kulissen ins Privatleben von Axel Kaiser gewährt. Emily ist ihrer hübschen Mutter, ihres Zeichens Vertriebsleiterin und Mitglied der Geschäftsleitung bei proDentum®, wie aus dem Gesicht geschnitten. Soweit ich es nach unserem Interview und einigen früheren kurzen Begegnungen beurteilen kann, scheint Emily mir ansonsten ganz die Tochter ihres Vaters zu sein, bei dem sie seit der dritten Klasse lebt: Sie weiß genau, was sie möchte, und hatte schon als kleines Kind einen wunderbar eigenen Kopf. So jung – mit 17 Jahren – interviewt zu werden und sich so wacker zu schlagen: Hut ab, junge Lady.

Als ich sie zum ersten Mal hörte, fand ich Axel Kaisers Formulierung, ein »bekennender Vater« zu sein, amüsant und ein wenig kokett. Doch es wurde mir aus vielen Äußerungen klar, wie wichtig ihm seine Tochter ist. »Bekennender Vater« zu sein, ist bestimmt nicht einfach, wenn die Eltern überwiegend getrennt leben. Doch es klingt für mich sehr gut, denn ich weiß, wie viele Väter sich ihrer Verantwortung weder finanziell noch sonst stellen. Nur am Rande sei angemerkt, dass alleinerziehende Mütter und ihre Kinder ein hohes Armutsrisiko haben und dass vielen Müttern Altersarmut droht.

Doch zurück zu Denttabs. Ich fragte mich, wie sieht eine bald 18-jährige junge Frau das Engagement ihres Vaters.

Interview mit Emily Kaiser

Zur Person:

Ich erinnere mich noch gut daran, als ich der damals Sieben- oder Achtjährigen einen Plüschdelfin schenkte, der sich in einer Konservendose befand. Sie wollte die Dose nicht öffnen, um den Delfin nicht zu stören. Wie zauberhaft ist das denn? Mit zehn oder elf brachte mir Emily zusammen mit ihrem Vater ein »arte povera« Kunstobjekt zurück. Das etwa 30 cm große Spielzeugpferd aus Kunststoff war in Rom an Land gespült und von einem Schweizer Künstler bearbeitet worden. Nachdem das Kaiser'sche Dentallabor ProDentum® ein abgebrochenes Bein repariert hatte, wollte Emily sehen, wo das Pferd wohnt und ob es dort schön ist. Nur ein bisschen die Welt retten – von wem sie das wohl hat. Nicht begeistert war Emily hingegen mit zwölf oder dreizehn von einem Parfum der berühmten Parfümerie Fragonard aus Grasse, das ihren Namen trägt.

Um den Bogen zu den Denttabs zu schlagen: Emily ist zusammen mit den Kindern von Matthias Kaiser als erstes Kind auf Gottes Erdboden konsequent mit Denttabs-Zahnputztabletten aufgewachsen. Sie erinnert sich allerdings noch daran, als ganz kleines Kind eine Zeit lang die Zähne noch mit Zahnpasta geputzt zu haben. Die Denttabs sind erst für Kinder ab sechs Jahre geeignet. Doch bald gab es kein Entrinnen mehr: Die Mutter und auch die Großeltern sind überzeugte Denttabs-Nutzer, Onkel Matthias plus Tante auch. Wenn das noch nicht gereicht hätte: Wer Axel Kaiser zum Vater hat, dem wird die Zahnputztablette nicht aufgedrängt, er wird davon überzeugt. Und so bekam Emily ihre tägliche Dosis von »Denttabs ist das einzig Richtige für die Zähne« nahezu intravenös verabreicht. Doch lassen wir Emily Kaiser selbst zu Wort kommen.

Liebe Emily, gab es als Kind für Dich ein Leben ohne Denttabs?

Bis ich fünf oder sechs Jahre alt war schon. Ich habe sie anfangs auch nicht freiwillig genommen. Die Denttabs schmeckten damals noch nicht so gut und waren mehlig. Doch wenn die ganze Familie von etwas begeistert ist, macht man eben mit. Irgendwann fand ich sie dann auch gut und jetzt stehe ich völlig dahinter.

Haben Dich die Denttabs manchmal genervt, z. B. weil Dein Vater dauernd davon redet und (zu) viel dafür unterwegs war?

Das Produkt als solches hat mich nie genervt. Lästig war aber schon, dass die Denttabs und alles, was damit zu tun hat, ein Dauerthema waren und es auch immer noch sind. Gefühlt jedes Gespräch fing bei den Denttabs an oder endete bei ihnen. Ich hatte früher schon das Gefühl, dass die Denttabs vorgehen. Es ist ein bisschen so, als wären die Tabletten das jüngere bevorzugte Geschwisterkind, welches die ganze Aufmerksamkeit bekommt und um das sich mehr gekümmert wird. Doch dieser Eindruck kam vielleicht auch daher, dass ich die ersten neun Jahre bei meiner Mutter lebte. Am Wochenende war ich bei meinem Vater, aber auch nicht jedes Mal. Dafür gab es dann eine Art Vaterbonus. Es ist doch überall so: Bei dem Elternteil, bei dem man nicht dauernd lebt, darf man mehr und es ist meistens entspannter, weil die Zeit begrenzter ist.

Bist Du selbst schon aktiv für die Denttabs, immer ein bisschen am Missionieren?

Na klar. Ich habe schon oft am Denttabs-Messestand bei den Heldenmärkten mitgeholfen. Das macht Spaß. Und wenn ich anderen erzähle, was mein Vater beruflich macht, wollen sie wissen, was so toll ist an den Zahnputztabletten. Dann erkläre ich es ihnen. Viele fragen danach, ob sie ein Probemuster bekommen können.

Hast Du schon einmal einen Vortrag über die Denttabs in der Schule gehalten und waren die anderen Jugendlichen interessiert?

In der zehnten Klasse, also 2018, sollten wir im Englischunterricht einen Vortrag halten und beim Thema Nachhaltigkeit fiel mir doch direkt etwas ein ... Ich hielt einen Vortrag über die Denttabs. Auf Englisch ist das deutlich schwieriger als auf Deutsch – auch wegen der Fachbegriffe, die nicht alle kennen. Doch es klappte und ich bekam eine gute Note. Der große Vorteil war: Ich konnte etwas mitbringen, den anderen zeigen und anhand der Tablette erklären, was denn an den Denttabs nachhaltig ist, wie man sie anwendet und wie sie funktionieren. Ein Teil meiner Mitschüler kannte die Denttabs schon, aber nicht alle. Ich ließ einen Beutel mit Probemustern und Zahnbürsten rumgehen und jeder konnte sich ein Set herausnehmen. Nur ein Junge meinte, er brauche das nicht, alle anderen waren neugierig, haben zugegriffen und dann zu Hause ausprobiert. Die Mädchen waren interessierter als die Jungs.

Ich hätte gern noch ein Abschlussstatement. Was bedeuten die Denttabs?

Die Denttabs sind ein echt cooles Ding. Mein Vater ist die treibende Kraft und der Kopf von Denttabs. Mittlerweile hat er eine Reihe von Mitarbeitern, doch lange machte er alles fast ganz alleine. Doch es gab immer Menschen, die seine Ideen zum Teil für andere unsichtbar im Hintergrund unterstützen oder ihm den Rücken frei hielten. Es ist eine seiner Stärken, dass mein Vater immer wieder Menschen dafür begeistern kann, die sich in irgendeiner Form bei seinen Projekten mit einzubringen.

Was für ein super Statement, hab Dank Emily. Stimmt, Dein Vater begeistert die unterschiedlichsten Menschen mit seiner Begeisterung für seine Pille für die Zähne.

Heldenmarkt ist Deutschlands führende Verbrauchermesse für nachhaltigen Konsum. Heldenmarkt beschreibt sich auf seiner Homepage wie folgt: »Fern von Mainstream und konventionellen Überangebot präsentieren wir aus nahezu allen Lebensbereichen die nachhaltigere Alternative: Ob Lebensmittel, Mode, Kosmetik, Wohnen, Mobilität oder Geldanlagen – hier ist garantiert für jeden was dabei. Neben Verkaufsständen erwartet unsere Besucher*innen ein spannendes Rahmenprogramm mit Kochshows, Vorträgen und tollen Aktionen. Der Heldenmarkt lädt ein zum Informieren, Einkaufen und Erleben.«

5 Money, Money, Money – Der Unternehmer, die Banken und andere Finanziers

Geld ist nicht alles, doch ohne Geld ist alles nichts.

Unbekannter Verfasser

Nicht nur Gründer und Unternehmer, die meisten Menschen haben in irgendeiner Form mit Banken zu tun. Geld regiert die Welt. Und so tönte es denn auch im weltbekannten Musical Cabaret »Money makes the world go round …« Die vier Multimillionäre der schwedischen Band ABBA bliesen in ein ähnliches Horn, als sie 1976 sangen: »Money, money, money must be funny in a rich man's world … All I could do if I had a little money in a rich man's world.«

5.1 Banken – Fluch und Segen

Um etwas zu bewegen, braucht man in den meisten Fällen Geld. Keines zu haben, killt Ideen und Innovationen. Wer kein Eigenkapital hat, muss sich Fremdkapital verschaffen. Banken sind daher wichtige Akteure im Wirtschaftskreislauf. Sie entscheiden am grünen Tisch über die Realisierung von Geschäftsideen, Unternehmensgründungen, Expansionen und auch über den Fortbestand von Unternehmen und damit letztlich über das Schicksal von Menschen: das des Unternehmers, seiner Angehörigen, der Mitarbeitern und vielen mehr. Das Verhältnis von Bank und Kunde hat etwas Ambivalentes. Ein alter Banker-Witz besagt: »Ein Banker ist jemand, der Dir bei Sonnenschein einen Schirm leiht und ihn Dir bei Regen wieder nimmt.« In jedem Witz steckt ein Funken Wahrheit.

- **Denttabs will laufen lernen**

Als die Herren Kaiser sich um eine Kreditzusage bemühten, um das damals noch im gemeinsamen Denttallabor ProDentum® verwurzelte Projekt Denttabs-Zahnputztabletten voranzubringen, ging es nicht um Unsummen. Doch der Zufluss von Fremdmitteln würde darüber entscheiden, ob sie entscheidende Sprünge nach vorne machen würden oder mit Bordmitteln weiterhin nur langsam vorankämen – zu langsam nach dem Geschmack der umtriebigen Unternehmer. Schließlich wollten sie ein zweites Standbein neben dem Dentallabor etablieren.

Es gab objektiv grundlegende Schwierigkeiten:

- Die erste Hürde stellte das Produkt als solches dar, da es eine Abkehr von der trainierten Gewohnheit verlangt, die Zähne mit Zahnpasta zu reinigen. Dazu gab es vor 10, 15 Jahren kaum eine Alternative und die Mehrheit der Verbraucher hätte auch nicht im Entferntesten daran gedacht, eine zu suchen.
- Die zweite Hürde war, dass jeder potentielle Finanzier sich vorstellen können musste, dass dieses Nischenprodukt sich dergestalt rechnet, dass nicht nur die Darlehensraten bedient, sondern steigende Gewinne generiert würden. Zu Beginn der Finanzierungsbemühungen fehlte es an aussagekräftigem, bankentauglich aufbereitetem Zahlenmaterial. Axel Kaiser hätte sich darüber gefreut, wenn man ihm bezüglich eines Business Plans etwas auf die Sprünge geholfen hätte.
- Die Kreditabsicherung war die nächste Hürde. Sie ist aus nachvollziehbaren Gründen Dreh- und Angelpunkt einer Kreditvergabe. Da es Denttabs an beleihbarem Grundbesitz oder Ähnlichem mangelte, scheiterten viele Kreditanfragen. In einem Berliner Bankenverbund, dem ich angehörte, kursierte das Bonmot: »Bei uns bekommt man einen Kredit nur, wenn derselbe Betrag auf dem Sparkonto als Sicherheit liegt.«
- Im Laufe der Jahre kam eine weitere Hürde hinzu: Die Umsätze wuchsen zu moderat. Das ist für Geldgeber wenig attraktiv. Zudem war Denttabs spätestens nach fünf Jahren den Start-up-Schuhen formal entwachsen, der Start-up-Bonus verbraucht. Hieran scheiterten diverse Crowdfunding- und Crowdinvesting-Überlegungen.
- Die nächste Hürde mag für viele Gründer und Solo-Selbständige abgedreht, weil jenseits ihrer Realität, klingen: Für manche Finanzakteure war die benötigte Summe im sechsstelligen Bereich schlicht zu klein. Wir sprechen von Private-Equity-Gebern, für die sich Engagements angesichts des Betreuungsaufwandes erst im höheren einstelligen Millionenbereich rechnen. Axel Kaiser meinte bei einem der Versuche, über mein Netzwerk Venture Kapital zu vermitteln, scherzhaft-gequält, er habe kein Problem, Millionen zu investieren. Doch ganz klar: Man muss die Rendite darstellen und die Verbindlichkeiten bedienen können.

Dazu eine unvergessliche Anekdote aus der Welt der Klein- und Kleinstkredite, weil symptomatisch: Vor vielen Jahren staunte ich auf einem hochkarätig besetzten Event zum Thema Existenzgründung von Frauen, wie alle deren Teilnehmer nicht schlecht, als die Mitarbeiterin einer Großbank, damals »die« deutsche Vorzeigebank, mit einer gewissen Überheblichkeit zum Besten gab, kleine Beträge – wie 5.000 oder 10.000 Euro – leihe man sich doch von der Tante oder Freunden. Es wäre ehrlicher gewesen, zu sagen, dass Klein-kredite für manche Kreditinstitute keinen Sinn machen. Das ist okay, deren Geschäftsmodell sieht eben anders aus. Diese Dame war jedoch der Realität ganzer Bevölkerungsschichten weit entrückt. Dass es auch anders geht, zeigt die Mikrofinanzbewegung, die Prof. Yunus mit seiner Grameen Bank anstieß und weltweit voranbrachte.

Als ich Axel Kaiser bat, drei positive und drei negative Dinge zu benennen, die ihm zu Banken in den Sinn kommen, war die Antwort wie auf dem falschen Fuß getroffen:

»Drei positive Eigenschaften von Banken? Ich sitze gerne auf einer. Wissen Sie, warum Banken Banken heißen und was es mit dem Begriff Banker, nicht Bänker, auf sich hat? Als der europäische Handel losging, hatten die Händler ein Problem mit dem Geld, denn es gab so viele Räuber. Die Geldhändler ihrer Zeit haben auf ihrer Bank gesessen und Papiere, quasi Schecks, ausgestellt und das Geld entgegengenommen. Dieser ›Scheck‹ wurde von dem Partner-Banker am Zielort eingelöst. Daher kommt: »Ich gehe zur Bank.« Ich mag solche Geschichten, weil sie Dinge, die wir kaum hinterfragen, aufklären.

Im Ernst: Ich mag an Banken im Grunde nichts. Ich akzeptiere sie als Institute, die den Geldtransfer organisieren, also das Geld verwalten. Viele Banken haben aber über die Zeit viel zu sehr sogenannte Geschäftsmodelle entwickelt, die im Sinne des Gemeinwohls insbesondere im Zuge der Globalisierung erheblich aus dem Ruder gelaufen sind. Würden sie dabei nur ihre eigenen Unternehmen gegen die Wand fahren, wäre das im Grunde genommen in Ordnung. Aber dem ist halt nicht so. Siehe die letzte »Finanzkrise«. Es lohnt, sich auf www.finanzwende.de zu informieren und zu unterstützen. Das ist eine Website von Dr. Gerhard Schick, ehemaliger Bundestagsabgeordneter bei den Grünen.«

Liebe Leserin, lieber Leser, damit kein falscher Eindruck entsteht: Denttabs machte nicht nur schlechte Erfahrungen. Es gab eine wirklich löbliche Ausnahme, einen Fels in der Brandung, Herrn Kieser, den zuständigen Sachbearbeiter der Berliner Sparkasse. Sie hören ihn gleich im Originalton.

Der Beginn einer lebenslangen Freundschaft?
Im Filmklassiker Casablanca endete das Desaster der Trennung von Rick (Humphrey Bogart) und Ilsa (Ingrid Bergmann) am Flughafen mit einer coolen Männerfreund-

schaft zwischen dem Barbesitzer und Capitaine Renault. Falls man mit einer Bank überhaupt befreundet sein kann, dann könnte man die Beziehung zwischen der Berliner Sparkasse und den Denttabs dergestalt beschreiben. Zumindest war die Geschäftsbeziehung von wechselseitiger Wertschätzung geprägt. Sie ist mittlerweile eine Erfolgsgeschichte, auch finanziell. Doch zurück an den Anfang.

2008 oder 2009 traten die beiden Herren Kaiser in Sachen Ausbau der Denttabs-Aktivitäten an die Berliner Sparkasse heran, zu der sie bislang keine Geschäftsbeziehungen hatten. Ansprechpartner war ein Bankberater aus dem Bereich Firmenkundengeschäft namens Holger Kieser. Er sollte sich als Glücksfall für die Denttabs herausstellen, denn er ist jemand, der nicht nur auf die Wirtschaftlichkeit von Vorhaben schaut, sondern einen ganzheitlicheren Blick und ein Gespür für geschäftliche Chancen hat, die nicht jedem ins Auge springen.

Herr Kieser brachte zudem, was ich nahezu für ein Wunder halte, mehr als das übliche Interesse für das Produkt auf, mit dem ein Bankkunde rechnen darf. Das ist ebenso kostbar wie selten, wie ich von Kunden und Freunden weiß, die mit kreativen Geschäftsideen auf Banken zugingen, doch leider nicht verstanden wurden oder nicht ins Raster passten. Viele Sachbearbeiter in Banken haben eher eine Beamtenmentalität als ein Unternehmergen. Jedenfalls kann sich jeder Unternehmer oder Gründer glücklich schätzen, wenn sich sein potentieller Banker mit seinem Produkt über das übliche Maß hinaus auseinandersetzt.

Holger Kieser hat Axel Kaiser einmal gesagt, er sei der einzige Kunde, an den er morgens und abends denke. Zunächst stutzte ich, denn ich befürchtete nichts Gutes. Doch des Rätsels Lösung ist höchst erfreulich: Herr Kieser dachte nicht an Denttabs, weil er sich um den Kredit sorgte, nein: Er putzte schlicht die Zähne morgens und abends mit ihnen. Im Interview ergänzte Herr Kieser mit einem Augenzwinkern, er denke selbst im Urlaub und an Feiertagen zwangsweise an Denttabs. Ich mag diesen Humor.

Interview mit Holger Kieser, Berliner Sparkasse

Um eine Erfolgsgeschichte besser zu verstehen, sollte man sie von allen Seiten beleuchten. Angesichts der wichtigen Rolle, die die finanzierende Bank für Unternehmer spielt, war es ein absolutes Muss, auch den zuständigen Bankberater bei der Berliner Sparkasse zu befragen. Keine Sorge, hier werden keine Geschäfts- oder Bankgeheimnisse enthüllt. Es geht um die individuelle Sicht des Bankberaters, der von seiner Profession her zwangsläufig eine ganz andere »Brille« aufhat als sein Kunde. Der Fokus ist ein anderer, doch bei dem gemeinsamen Ziel, einer Geschäftsidee zum Erfolg zu verhelfen bzw. sie bestmöglich zu unterstützen, hilft die unterschiedliche Perspektive.

Liebe Leserinnen und Leser, liebe Gründungswillige, liebe Unternehmer mit negativen Bankerfahrungen, Sie werden auf den ersten Blick erkennen oder bestätigt sehen, was eine erfolgreiche Bankbeziehung ausmacht.

Das Bankgeschäft ist ein People Business. Es gibt neben Regularien, Ratings und formalen Hürden subjektive Elemente, die wir nicht unterschätzen dürfen: die Person des Bankberaters wie des Unternehmers oder der Unternehmerin. Stimmt die Chemie zwischen beiden, werden Wege geebnet und Ermessensspielräume genutzt, die sonst ignoriert würden. Im Grunde ist das verständlich und urmenschlich, denn wer hängt sich für Unsympathen über die Maßen aus dem Fenster. Es geht immer um Vertrauen und Verlässlichkeit.

Holger Kieser sagte mir beim Small Talk vor dem Interview augenzwinkernd, er könne selbst ein Buch zum Thema Zähne verfassen – aus Selbstbetroffenheit heraus. Schon als Jugendlicher litt er unter großen Zahnproblemen. Mit gerade einmal 18 Jahren hatte Holger Kieser schon 13 Kronen, tatsächlich Kronen, nicht bloß plombierte Stellen. Obwohl von Kindes Beinen an häufiger Gast bei Zahnärzten, hatte er keine Angst vor dem Zahnarzt, denn dieser befreite ihn ja von Schmerzen. 13 Kronen sind eine Menge angesichts dessen, dass wir Menschen üblicherweise insgesamt nur 28 – 32 Zähne haben. Mir wurde ganz anders, denn ich habe schon deshalb Angst vor dem Zahnarzt, weil bei mir die Betäubung nicht wirkt wie bei anderen Menschen. Mein geschätzter Zahnarzt nannte mich deshalb einen Anästhesieversager.

Lieber Herr Kieser, was war Ihr erster Eindruck vom Produkt, der Geschäftsidee und den Köpfen dahinter?

Anfangs sind Axel und Matthias Kaiser zu zweit aufgetreten, wobei jedoch der Gesprächsanteil von Axel Kaiser gefühlt bei 80 % lag. Es war klar zu erkennen: Die Denttabs waren schon mehr sein Baby. Die Brüder haben sich dann rasch auf die Aufgabenverteilung verständigt, dass Matthias Kaiser sich federführend um das Dentallabor kümmert und seinem Bruder die Federführung bei den Denttabs überlässt.

Es gab hausintern gleich zu Beginn eine witzige Begebenheit. Ich hatte dem Leiter der Kreditabteilung nicht nur den Kreditantrag mit zugehörigen Unterlagen übermittelt, sondern auch eine Dose Denttabs beigefügt, damit sich die Kollegen vorstellen konnten, was das ist, wie es aussieht. Wie üblich war auch eine Zusammenfassung des Beratungsgespräches mit dabei, in dem die Anwendungsweise beschrieben worden war, doch offenkundig war die Neugier so groß, dass in der Chefetage gleich zur Dose gegriffen wurde. Der Leiter der Kreditabteilung rief mich umgehend an und meinte: »Was haben Sie uns denn da für komische Kaugummis geschickt, die schmecken ja gar nicht.« Ich glaube nicht, dass er die Denttabs nach dem ersten »Fehlschlag« ihrer Bestimmung gemäß länger getestet hat. Ich kann nicht verhehlen: Man muss schon offen sein für dieses Produkt.

Solche und ähnliche Reaktionen kamen und kommen heute noch bisweilen vor. Axel Kaiser hat mir berichtet, er habe auch schon erlebt, dass Menschen dachten, man schlucke einfach die Pille, dann sei das Thema Zahnpflege erledigt.

Wieso waren Sie gegenüber Produkt und Geschäftsidee so offen? Resultierte das auch aus den persönlichen Zahnproblemen?

Das würde ich so zu Beginn nicht zusammen sehen. Der Grund lag für mich in der Person von Axel Kaiser. DIE PERSON hat mich überzeugt. Wie er sein Produkt und seine Idee gelebt hat, das hat mich beeindruckt. Ich glaube, mit Herrn Kaiser kann man Stunden verbringen, ohne über etwas anders zu reden als die Denttabs. Herr Kaiser hat eine sehr humorvolle, menschlich angenehme Art und das verbunden mit diesem Enthusiasmus. Wie er hinter diesem Produkt steht – mit leuchtenden Augen –, da hatte ich ein gutes Bauchgefühl.

Ich fand es mehr als bewundernswert, dass Axel Kaiser mit seinem mobilen Waschbecken von Messe zu Messe, von Event zu Event zog, um Menschen Denttabs testen zu lassen und sie von deren Sinn zu überzeugen. Für vielen ist es schon eine Hürde, Fremde anzusprechen, doch diese dann auch noch zum Zähneputzen in der Öffentlichkeit aufzufordern, das wäre den Meisten unangenehm und ein Fall zum Fremdschämen. Axel Kaiser machte es unermüdlich und mit

Hingabe. Das passt gut dazu, dass er seine ursprüngliche berufliche Herkunft gerne scherzhaft betont:»Ich als gelernter Automechaniker...«

Doch es war nicht nur die Person von Herrn Kaiser. Der Umstand, dass – vereinfacht gesprochen – ein Unternehmen wie ProDentum® hinter dem Produkt stand, hat die ersten Schritte der bankmäßigen Begleitung doch sehr erleichtert. Ohne diesen Hintergrund wäre eine Begleitung schwierig bis unmöglich gewesen. Als Bankberater habe ich bei aller Sympathie für Produkt und Unternehmer Vorschriften zu beachten. Es gibt Regularien, ich lebe ja nicht in einem rechtsfreien Raum und kann auch nicht alleine und selbstherrlich entscheiden.

Waren Sie als Nutzer von den Denttabs sofort begeistert oder taten Sie sich wie ich anfangs schwer? Was hat Sie letztlich überzeugt?

Ich hatte zuvor keine Berührungspunkte mit dem Produkt. Anfangs war das schon ein bisschen schwierig oder gewöhnungsbedürftig, dass der Mund nicht wie bei Zahnpasta voller Schaum war. Ich stellte mir durchaus die Frage, ob das Produkt, dieser zerkaute Tablettenbrei, überhaupt helfen kann. Doch ich habe mich rasch daran gewöhnt. Und als ich dann ein, zwei Jahre später verreist war und die Denttabs vergessen hatte, kam ich mit Zahnpasta nicht mehr zurecht. Es war unbefriedigend, es hat mir irgendetwas gefehlt. Als ich nach Hause kam, habe ich mir als Erstes die Zähne mit Denttabs geputzt.

Mit einer gewissen Zeitverzögerung merkte ich, dass das Produkt meinen Zähnen gut tut. Ich hatte das Gefühl, meine Zähne werden besser. Im Grunde bin ich nur noch zu den jährlichen Kontrolluntersuchungen beim Zahnarzt.

Was hielten Sie von der Geschäftsidee – oder kann man Produkt und Geschäftsidee nicht trennen?

In diesem Fall kann man Produkt und Geschäftsidee nicht trennen. Die Geschäftsidee ist das Produkt. Für mich war auch der Werbespruch »Zahnpasta war gestern« sehr gelungen. Er wurde meines Wissens kurz nach unserem Kennenlernen entwickelt.

Ich persönlich habe – losgelöst von meiner beruflichen Funktion – immer an die Vision von Herrn Kaiser geglaubt, dass die Denttabs irgendwann ein ernst zu nehmender Konkurrent von Zahnpasta wird. Wann dieser Zeitpunkt käme, hätte ich nicht sagen können. Vielleicht hätte ich vor zehn Jahren gesagt, das Produkt kommt 30, 40 Jahre zu früh – ich selbst werde den Durchbruch in meiner aktiven Zeit nicht erleben.

Ich habe mit Herrn Kaiser viele Gespräche geführt, dass dieses Produkt beworben werden muss, was so immense Kosten nach sich zieht, dass man die Mittel als Bank gar nicht bereitstellen kann. Im Grunde müsse der Weg einer Beteiligung eines Investors beschritten werden. Es gab hierzu unterschiedliche Versuche, die aus unterschiedlichen Gründen nicht klappte, doch Details hierzu sollten Ihnen die Herren Kaiser berichten.

Anfangs gab es für Interessierte eindeutig ein Beschaffungsproblem. Die Denttabs waren kaum zu bekommen, wenn man nicht gerne online einkauft. Sie wurden über Apotheken verkauft, doch die meisten hatten sie nicht vorrätig bzw. kannten sie nicht.

Wieso haben Sie als Bank so lange »durchgehalten« angesichts des über viele Jahre lang nur mäßigen wirtschaftlichen Erfolgs?

Man muss eines sehen, Kreditinstitute sind auf Objektivität ausgelegt. Sie haben Mechanismen, Systeme, Ratings und Sonstiges entwickelt, aber es spielen immer auch subjektive Aspekte eine Rolle mit. Es kommt auch auf die Unternehmerpersönlichkeit an, wie stimmig ist das Gesamtpaket. Werden jedoch bestimmte Ratingnoten unterschritten, kann man kein Geschäft mehr machen.

Mit Blick auf das Bankgeheimnis kann ich nur das wiederholen, was ich vorhin schon sagte: Die Persönlichkeit und Haltung von Axel Kaiser waren überzeugend und es war von großem Vorteil, dass das Unternehmen ProDentum® das Projekt Denttabs hervorgebracht hat und auch nach der klaren Aufgabentrennung zwischen den Brüdern vollumfänglich unterstützte. Dass es ProDentum® schon so lange gab, machte deutlich, dass beide Herren Kaiser in der Lage sind, ein innovatives Unternehmen erfolgreich zu führen, was bei Fachfremden umso mehr zu bewundern ist.

Zudem verlief die Geschäftsbeziehung immer vereinbarungsgemäß, es gab nie irgendwelche Schwierigkeiten. Das Zusammenwirken war stets konstruktiv.

Natürlich haben wir als Berliner Sparkasse gesehen, dass das Produkt sehr erklärungsbedürftig ist. Und auch die Frage, ob und wann das »Klein Klein« langfristig zu einem größeren wirtschaftlichen Erfolg führt, wurde mit dem Kunden und intern diskutiert. Mit diesem schlagartigen Erfolg ab Frühjahr 2019 hat wahrscheinlich nicht einmal Herr Kaiser gerechnet. Im Grunde wäre Beteiligungskapital sinnvoll gewesen. Doch es entsprach keine der angedachten Optionen den Vorstellungen der Herren Kaiser. Umso mehr freut es mich persönlich, dass es nun auch ohne eine Beteiligung Dritter in die richtige Richtung geht.

Hielten Sie einen Erfolg diesen Umfangs für möglich?

Ehrlich gesagt: nein, nicht in diesem Umfang. Ich hatte schon gedacht, dass die Listung bei dm das Produkt nach vorne bringt. Doch ich hätte es nicht für möglich gehalten, dass es einen Erfolg in dieser Dimension wird, der sich darüber hinaus bereits zwei, drei Monate nach der Listung des Produkts bei dm abzeichnete.

Was sind aus Ihrer Sicht die drei, vier größten Meilensteine von Denttabs?
1. Die klare Aufgabenteilung zwischen den Brüdern war sicher eine kluge Entscheidung.
2. Der zweite Meilenstein aus meiner Sicht ist – auch wenn das vor meiner Zeit und außerhalb der Region war: der Kontakt und die Listung bei der Hamburger Drogeriemarktkette Budnikowsy, weil das eine gewisse Basis gebildet hat. Ohne Budnikowsy wäre das Produkt vielleicht irgendwann eingegangen.
3. Ein kleiner Meilenstein, aber immerhin ein Meilenstein, war der Markteintritt bei den Unverpackt-Läden.
4. Unzweifelhaft die größte Auswirkung hat die Listung bei der dm-drogerie markt GmbH.

Herzlichen Dank, lieber Herr Kieser, für das vertrauensvolle Gespräch und den interessanten Eindruck als Nutzer.

5.2 Nichts unversucht lassen: Rein in die Höhle der Löwen

Not macht erfinderisch und in der Not frisst der Teufel Fliegen. Mangelnden Mut kann man Axel Kaiser gewiss nicht vorwerfen: 2014 nahm er gemeinsam mit Gero Niggemeier, seinem damaligen Mitarbeiter, das Angebot von VOX wahr, in der ersten Staffel des neuen Formats »Die Höhle der Löwen« aufzutreten. Alles unter dem Siegel strengster Verschwiegenheit. Da Axel Kaiser eine Summe von 100.000 € wenig bringen würde, sagte er die Teilnahme nur unter der Maßgabe zu, dass der Einsatz der Juroren bei 10 Millionen Euro läge. Das wurde zugesagt – vielleicht leichtfertig, denn die Zuständigen ruderten immer mehr zurück, zuletzt am Tag der Aufzeichnung der Sendung. Plötzlich stand nur noch eine Million im Raum. Weniger Geld konnte für Axel Kaiser nur heißen: weniger Anteile. Wer kann ihm verdenken, dass er nun seinerseits einen Rückzieher machte, indem er für diesen Betrag nur noch 4 % der Anteile am Unternehmen verkaufen wollte anstelle der angedachten Minderheitsbeteiligung von 25 %? Das Mutige daran war, dass er dies für eine Beteiligung an einem Unternehmen forderte, das nur langsam vorankam. Zwei Dinge veranlassten ihn dazu: der ungebrochene Glaube an das Potential der Denttabs, große Anteile des Zahnpflegemarktes, der in die Milliarden geht, übernehmen zu können, und die felsenfeste Überzeugung, das Richtige zu tun.

Dieses Intermezzo war nicht gerade vertrauensbildend. Die Aktion insgesamt war keine »Höhle«, sondern eher die »Hölle«, ein Showdown. Produkt und Unternehmer konnten nicht bestehen. Zerlegt nach allen Regeln der Kunst, Dieter Bohlen hätte es bei »Deutschland sucht den Superstar« nicht besser machen können.

Im Nachhinein muss man sagen: Gut so, sonst hätten sich die Juroren womöglich allzu billig eingekauft. Seine Dickköpfigkeit hatte Axel Kaiser davor bewahrt, sich kurz vor der Show verunsichern und mit sich handeln zu lassen. Die Ablehnung brachte Axel Kaiser nicht zum Aufgeben, sondern spornte ihn an, erst recht weiterzumachen. Er hält das Format der »Höhle der Löwen« nach wie vor für sehr interessant, jedoch nicht mit dieser Herangehensweise. Aus Kaisers Sicht stehen nicht die Gründer im Mittelpunkt. Es geht darum, den Investoren eine publikumswirksame Plattform und günstigen Zugang zu Geschäftsideen zu bieten. Da den Kandidaten die Kreditgeber fehlen, ist für sie die »Höhle der Löwen« die letzte Hoffnung für den Durchbruch.

Eine Anekdote am Rande: Einer der Juroren lief nach der Sendung laut vor sich hinschimpfend über die Studioflure, ob der Unverschämtheit der Forderung von Axel Kaiser. Ich vermute, dieser wird schon ein wenig gegrinst haben, als genau dessen Unternehmen einige Jahre später in die Insolvenz ging. Falls nicht, müsste Axel Kaiser seinen Heiligenschein polieren. Ich jedenfalls hätte gedacht: »Hochmut kommt vor dem Fall«.

6 Die Kunden-Lounge

6.1 Kunden – befreundete Kunden – Fans

Unternehmer haben unterschiedliche Arten von Kundenbeziehungen:
* die B2B-Beziehung als Kunde oder Lieferant anderer Unternehmen in den Varianten Groß- und Einzelhandel,
* ggf. eine Beziehung zum Endverbraucher, den Kunden ihres Produktes oder ihrer Dienstleistung und
* nicht zu vergessen die Beziehung des Unternehmers als Privatperson zu Unternehmen.

Die ersten Kunden von Denttabs waren sprichwörtlich handverlesen, da von den Kaiser-Brüdern persönlich akquiriert. Das gilt für Endverbraucher und Geschäftskunden gleichermaßen. So großartig es ist, eine Community für sein Produkt zu haben, es reicht nicht aus, um in überschaubarem Zeitraum nennenswert zu wachsen. Das funktioniert nur über starke Vertriebspartner und deren Netzwerk. Wer über Messeauftritte und persönliche Gespräche akquirieren muss, weil er kein Geld für strategisches Marketing und Pressearbeit mit daraus resultierender spürbarer kontinuierlicher Präsenz in den Medien hat, darf sich glücklich schätzen, wenn ihn Filiallisten überhaupt ins Portfolio aufnehmen. Doch die Hürden sind hoch.

Die ersten Großkunden

Jedes Filialnetz bedeutet mehr Reichweite. Deshalb war es Axel Kaiser so wichtig, bei den Demski-Reformhäusern und der BIO COMPANY in Berlin sowie in Hamburg bei den Budnikowsky-Drogeriemärkten Fuß zu fassen. Oft ging dem monatelange Überzeugungsarbeit voraus. Bis die Denttabs sich bei dm etablieren konnte, vergingen sogar viele Jahre. Lassen Sie uns einen Blick auf diese frühen Geschäftspartner werfen:
* Das »Reformhaus Demski« ist ein 1960 in Berlin gegründeter Familienbetrieb mit mittlerweile acht Filialen und einem jungen frischen Image. Der Mut der Gründe-

rin Ingrid Demski war seinerzeit so bemerkenswert, weil eine gesunde Ernährung und Lebensweise in den 1960er-Jahre eher eine untergeordnete Rolle spielte. Sie leistete zugleich Pionierarbeit für Geschäfte, in denen nicht nur Naturprodukte verkaufen werden, sondern auch eine Plattform für den Austausch über gesunde Lebensweisen bieten. Genau da war Axel Kaiser richtig.

- Und er passte auch gut zu BUDNI. BUDNI ist das liebevolle Kürzel für das 1912 in Hamburg gegründete Unternehmen Budnikowsky, eine Drogeriemarktkette mit über 180 Filialen und hoher Affinität für ökologisch wertvolle Produkte. Sie ist durch Julia und Christoph Wöhlke sowie Cord Wöhlke in dritter und vierter Generation noch immer inhabergeführt. Schon im August 2012 erhielt BUDNI die Ökoprofit-Zertifizierung für seine damals über 150 Filialen. Der räumliche Fokus erweiterte sich von Hamburg nebst Umland auf das gesamte Bundesgebiet ab 2017, nachdem BUDNI eine Einkaufs- und Expansionsallianz mit Edeka einging. Mit diesem Partner verfügt Budnikowksy über eine ganz andere Größe und Reichweite als die oben genannten Berliner Unternehmen. Von daher war die dortige Einlistung ein richtig großer Meilenstein für die Denttabs.

- Undine Paul und Georg Kaiser gründeten 1999 die BIO COMPANY. 2020 eröffneten sie den 60. Markt, eine echte Erfolgsgeschichte. Georg Kaiser schrieb 2019 anlässlich des 20. Jahrestages der Gründung: »Seit unser erster Markt in Berlin-Charlottenburg 1999 seine Türen für die Kiezkundschaft öffnete, sind jährlich im Schnitt zwei bis drei Neugründungen dazugekommen. Das macht zusammen stolze 56 Mal BIO COMPANY: 44 Märkte in Berlin, 6 in Brandenburg, 4 in Hamburg und 2 in Dresden!«. Die BIO COMPANY versteht sich als »natürlicher Supermarkt«. Sie setzt mit Blick auf kurze Transportwege auf regionale Produkte und arbeitet bevorzugt langfristig mit regionalen Anbietern zusammen. Es entstand ein Netzwerk von über 100 Betrieben rund um Berlin, 60 bei Hamburg und 30 nahe Dresden. Alles geschieht im Zeichen von Nachhaltigkeit. Kein Wunder, dass sich Axel Kaiser und Georg Kaiser viel zu sagen hatten und die Denttabs Teil der BIO COMPANY-Produktfamilie wurden. Es geht in derartigen Unternehmen um kompatible Produktphilosophien.

Es war mir wichtig, mehr über die B2B-Sicht zu erfahren. Pia Resch, leitende Mitarbeiterin der BIO COMPANY, stand mir Rede und Antwort und steuerte neben der Business Sicht auch ganz persönliche Eindrücke und Erfahrungen bei.

Interview mit Pia Resch, BIO COMPANY

Zur Person:

Pia Resch ist als Fachbereichsleiterin der BIO COMPANY für den strategischen Einkauf der Sortimente Naturkosmetik und Nahrungsergänzung verantwortlich. Zuvor war Pia Resch langjährig für das Naturkosmetik-Unternehmen Lavera tätig, das zu den Bio-Pionieren zählt. Dass sie in dieser Branche tätig würde, wurde ihr nicht an der Wiege gesungen: Nach Abschluss ihres BWL Studiums war Pia Resch zunächst viele Jahren Führungskraft in der Bankbranche. Allerdings interessierte sie sich schon früh für gesunde, nachhaltige Ernährung und Naturkosmetik und erweiterte ihr Wissen hierzu kontinuierlich. Insofern folgte die Quereinsteigerin letztlich einem roten Faden.

Wie kamen Sie mit Denttabs in Kontakt? Und was hat Sie an diesen in der frühen Phase begeistert, als viele nur den Kopf schüttelten?

2011 rief Axel Kaiser bei mir an, er habe Zahnputztabletten und bereits mit Georg Kaiser (meinem Chef) gesprochen: Die Tabletten könnten gelistet werden. Meine Antwort lautete: »Wir nehmen nur zertifizierte Produkte.« BIO COMPANY steckte als Mitglied des Bundesverbandes Naturkost Naturwaren in einem Umstellungsprozess: Ab 2012 durften bei uns im Bereich Naturkosmetik nur noch zertifizierte Produkte verkauft werden.

Zu diesem Zeitpunkt kannte ich die Denttabs noch nicht und bat darum, mir das Produkt vorzustellen. Ich fand die Denttabs sofort interessant. Axel Kaisers Ansatz kam damals mehr von der zahnmedizinischen Seite: Er hatte ein Produkt, bei dem sich das Fluorid optimal entfalten kann. Das war sein wichtigster Punkt. Das konnte ich sehr würdigen, allerdings spielt Fluorid in der Bio-Branche nicht die primäre Rolle. Im Gegenteil, es wird eher kritisch gesehen. Wir haben daher von vielen Anbietern Produkte mit und ohne Fluorid und verkaufen mehr fluoridfreie Varianten.

Interessant war, dass die Denttabs so viel Nachhaltiges hatten und haben und auf Wasserzusatz verzichteten. Für Axel Kaiser diente der Wasserverzicht vor allem dazu, das Fluorid optimal zur Entfaltung zu bringen und auf Konservierungsstoffe verzichten zu können. Vorteilhaft ist auch, dass man beim Transport nicht unnötig Wasser hin und her fährt. Auch brauchte es keine Zahnpastatuben. Interessant waren auch die wenigen Inhaltsstoffe. Es galt: Weniger ist mehr.

Ich persönlich war eher ein Fluorid-Gegner. Doch das ändert nichts an der Tatsache, dass ich weiß, was für die Kunden interessant und wertvoll sein kann. Mich haben an den Denttabs die Nachhaltigkeitsaspekte überzeugt. Das Fluoridthema fand ich insofern bestechend: Wenn schon Fluorid eingesetzt wird, dann doch bitte da, wo es hingehört, wo es die volle Kraft entwickelt. Beim Zahnpastaschaum kommt Fluorid gerade bei Kindern durch das Schlucken auch an andere Stellen.

Irgendwann fragte ich bei Axel Kaiser eine fluoridfreie Denttabs-Variante an und blieb an dem Thema dran, denn wir haben einen großen Kundenkreis, der fluoridfreie Produkten schätzt und nachfragt.

Verwenden Sie die Denttabs selbst?

Nicht sofort, doch später habe ich die Denttabs selbst getestet, denn es gibt Phasen, in denen meinen Zähnen etwas Fluorid gut tut. Ich mache das seit jeher in Intervallen mit der Folge, dass sich in den »fluoridfreien« Phasen das Fluorid in der noch vorhandenen fluoridhaltigen Zahnpasta zwangsläufig durch das feuchte Milieu zersetzte. Das passiert mit dem Fluorid bei den wasserfreien Denttabs natürlich nicht. Für meine speziellen Anforderungen waren sie das perfekte Produkt, das ich ohne Qualitätsverlust verwenden konnte, wann ich wollte.

Für mich persönlich kam noch eine weitere Umstellung hinzu: Ich putzte damals meine Zähne mit einer elektrischen Zahnbürste. Doch Axel Kaiser kam mit seiner super weichen Handzahnbürste daher, die er dringend empfohlen hat. Er wollte, dass man die Zähne poliert. Das war gewöhnungsbedürftig, man ist so geprägt gewesen: Mittelhart ist das Richtige. Doch man lernt Dinge lieben. Es war eine große Umstellung von der elektrischen Zahnbürste dazu wieder selbst zu putzen.

2014 habe ich die Denttabs 2014 auf meiner dreiwöchigen Himalaya-Reise schätzen gelernt, wo ich sie in dem frühen Denttabs-Blechreisedöschen mit dabei hatte. Es ging wirklich darum, jedes Gramm an Gepäck einzusparen, denn man musste alles auf dem Rücken mit sich herumtragen.

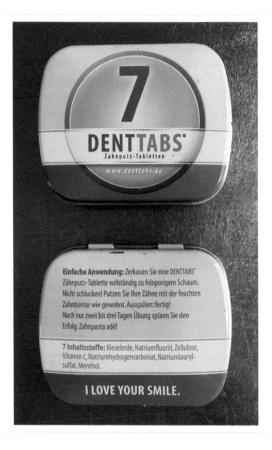

2015 habe ich Herrn Kaiser eingeladen, die Denttabs bei einer Abteilungssitzung aller Kosmetikverantwortlichen unseres Hauses zu präsentieren. Es waren ca. 35 Teilnehmer. Alle waren begeistert und machten den Denttabs-Test sofort vor Ort. Axel Kaiser hat uns zum Schluss charmant, aber nachdrücklich einen vierwöchigen Selbsttest empfohlen. Ich bin nie wieder zu Zahncreme zurückgekehrt. Das gilt auch für meine Kollegin, die als Fachtrainerin alle Filialen betreut, und einige Kolleginnen aus den Märkten. Wir sind womöglich die besten und intensivsten Denttabs-Verwenderinnen und kennen jede »Zuckung« der Zahnbürste und der Tablette. Seit 2015 bin ich tatsächlich Intensivnutzerin und möchte keine Zahnpasta mehr benutzen.

Es lief ganz gut an mit den Denttabs. Die eingeschworene Berliner Denttabs-Gemeinschaft war wohl durch Mund-zu-Mund-Propaganda informiert, sie in unseren damals 23 Filialen in Berlin kaufen zu können. Zudem haben wir den Denttabs immer wieder einmal Schaltungen im hausinternen Magazin im September passend zum »Tag der Zahngesundheit« gewährt. Später habe ich dann auch die ultraweiche Zahnbürste gelistet, obwohl sie aus Plastik war, denn mit ihr funktionierten die Denttabs am allerbesten. Erfreulicherweise griff Axel Kaiser das Thema Plastikfreiheit auf und führte später eine Bambuszahnbürste ein. Ich meine, er war damit einer der Ersten am Markt.

Wieso sind Sie bzw. die BIO COMPANY an Bord geblieben, obwohl sich lange wenig tat?

Ja, die Umsätze waren lange eher ruhig, doch ich fand das Produkt gut. Die Denttabs waren damals ein interessantes nachhaltiges Nischenprodukt. Da erwartet keiner einen Riesenumsatz aus dem Stand. Diese Besonderheiten und die Regionalität der Produkte machen uns für die BIO-COMPANY-Kunden so interessant. Ich fand auch die Gründungsgeschichte spannend. Letztlich hatte alles seinen Platz: Axel Kaiser hat seine Umsätze geliefert. Stück für Stück, wenn wir unsere Aktionen hatten, haben wir mehr Menschen gewinnen können, die dann auch dabei geblieben sind.

Was waren das für Aktionen?

Im September 2017 ermöglichten wir Denttabs, beispielsweise in unserer stärksten Filiale eine Woche lang unseren Pop-up-Store mit 23 qm in Eigenregie zu bespielen. Zu dem Zeitpunkt fand der jährliche Naturkosmetik-Kongress mit 300, 350 Teilnehmern statt. Ihn besuchen alle, die mit Naturkosmetik zu tun haben, nicht nur aus Deutschland, sondern international. Es sind ökologisch

Orientierte, aber auch konventionelle und ganz große Unternehmen dabei. Am Tag vor Kongressbeginn gibt es sog. Trendtouren zu naturkosmetischen Trends in Berlin, die man buchen kann. Häufig findet ein Stop der Tour bei uns im Haus statt. 2017 besuchten uns zwei Gruppen à 25 Personen für 30 Minuten. Ich stellte wie immer auch die Denttabs vor und stieß auf großes Interesse.

Können Sie sagen, wie hoch der Verkaufsanteil von fluoridfrei bzw. mit Fluorid bei den Denttabs ist?

Für uns in der Bio-Branche sind die fluoridfreien Produkte in der Regel ein Viertel bis ein Drittel stärker als die mit Fluorid. Der Anteil der Denttabs mit Fluorid ist etwas höher, bei den Zahncremes ist es genau umgekehrt. Das schreibe ich der uralten, treuen Denttabs-Community zu. Manche Denttabs-Kunden sind von fluoridhaltig zu fluoridfrei gewechselt, doch mit der fluoridfreien Variante kamen eindeutig neue Kunden hinzu, was man auch am Umsatz ablesen konnte. Es wurde ein ganz anderer Horizont geöffnet: Eine ganz andere Zielgruppe fühlte sich angesprochen.

Welche Meilensteine kommen Ihnen zu Denttabs in den Sinn?
* Ein Meilenstein war sicher der Schritt, dem Verbraucher eine fluoridfreie Alternative zu bieten.
* Danach kam die Unverpackt-Welle, weshalb wir 2016 in einigen Läden mit den ersten Unverpackt-Abteilungen anfingen. Schon früh habe ich die Denttabs ins verpackungsfreie Sortiment dazu genommen. Unsere stärkste Filiale ist in der Yorckstrasse. Im Kiez dort haben viele Menschen Interesse an Nachhaltigkeit und Unverpacktheit. Da verkaufen wir die Denttabs super. Der Unverpackt-Trend erschloss eine ganz neue Zielgruppe und brachte ganz neue Kontakte mit neuen Themen und anderen Branchen. Man konnte förmlich miterleben, wie sich die Welt für Axel Kaiser verändert hat.
* Mit der Bambuszahnbürste ging Axel Kaiser einen großen Schritt hin zu neuen Märkte, neuen Interessenten.
* Axel Kaiser ging einen weiteren großen Schritt, als er entschied, eine Papierverpackung zu entwickeln, denn er sah, alle wollen jetzt möglichst wenig Kunststoff und Plastik. Ich fand das fantastisch, denn damit hatten

wir sowohl die Variante unverpackt als auch plastikfrei. Dieser Schritt mit der Papierverpackung erschließt komplett neue Märkte, neue Verwender. Es springen so viele für die Plastikfreiheit über ihren Schatten und probieren diese Tabletten aus und halten auch durch. Warum? Der Wille, kein Plastik zu verwenden, ist so enorm groß, dass sie in Kauf nehmen, sich zunächst mit den Zahnputztabletten etwas abzumühen. Doch wenn sie eine Weile durchgehalten haben, sind sie genauso begeistert davon wie wir. Das hat den Denttabs einen ganz anderen Durchbruch beschert.

Axel Kaiser löste mit der Papierverpackung zugleich die Fragen, wie ich die sonstigen Vorteile der Denttabs auf die Straße bringe und wie ich es schaffe, komplett plastikfrei Zahnpflege zu betreiben.

Besten Dank, liebe Frau Resch.

6.2   Kundenbeziehungen aus Denttabs-Sicht

Begriffe wie Kundenorientierung oder Kundenzentrierung werden Sie aus dem Mund von Axel Kaiser kaum hören. Viel zu theoretisch und – wie ich finde – auch schon wieder etwas abgedroschen. Vor allem wird viel erzählt und wenig gehalten. Es gibt einen riesigen Unterschied in der Wahrnehmung der Kundenzufriedenheit seitens der Unternehmer und Kunden: 80 % der Unternehmen sind mit sich zufrieden, während 80 % der Kunden sich definitiv nicht als im Zentrum des Interesses stehend empfinden. Es geht eher in die Richtung, die eine nahestehende Person so großartig auf den Punkt brachte: »Ich will Dein Bestes: Dein Geld.«

Herr Kaiser, was bieten Sie Ihren Kunden?

Das Wesentliche, das Denttabs den Anwendern bietet, ist neben all dem ganz praktischen, also der ›richtigen‹ Zahnpflege, Erkenntnis im Sinne von **Ein**sicht. Das war ganz klar so bei den frühen Kunden. Alles Überzeugungstäter. Bei den

›neuen‹ Endverbrauchern ist es bis dahin noch ein Schritt, denn das Gros kauft derzeit Denttabs wegen #plastikfrei und in den unverpackt-Läden auch verpackungslos, nicht vorrangig ob der Zahnpflegethemen.

Der derzeitige Erfolg kommt durch die Unverpackt- und die Plastikfrei-Welle. So wurden wir erfolgreich. Das, worum es mir aber ganz wesentlich auch geht, ist eine doppelte Erkenntnis: Wir tun alle zum einen Dinge, für die wir uns nicht wirklich entschieden haben, und zum andern tun wir Dinge, über deren »Zusammenhänge« (Anspielung auf das gleichnamige großartige Buch von Wolf Lotter) wir uns keine Gedanken gemacht haben.

Manche haben auch nicht verstanden, dass ich auf der Biofach-Messe 2020 in Nürnberg zu einer Pressekonferenz zur Verpackung eingeladen hatte – und nicht zum Produkt selbst. Die Denttabs-Verpackung ist älter als die Welle, wir haben schon vorher damit angefangen. Wir haben die Möglichkeiten, die mit einer Abkehr von dem Verpackungswahn entstehen, gesehen.

Ist es nicht enttäuschend, dass Sie bei all dem Erfolg mit dem eigentlichen Thema nicht wahrgenommen werden?

Nein. Es wäre m. E. falsch, sich gegen den Erfolg zu wehren. Unternehmerisch richtig ist es, jede Gelegenheit zu nutzen – solange sie nicht die eigentliche Zielrichtung korrumpiert.

Doch das tut es ja auch nicht, dieser zusätzliche unerwartete Aspekt steckte immer schon in Denttabs. Genau genommen war das ja mit ein Aufhänger für die ganze Entstehungsgeschichte: Den Körper nicht mit potentiellen Problemstoffen zu belasten. Außerdem heißt das ja nicht, dass zu gegebener Zeit die anderen, meine eigentlichen Aspekte zum Tragen kommen werden … ;-)

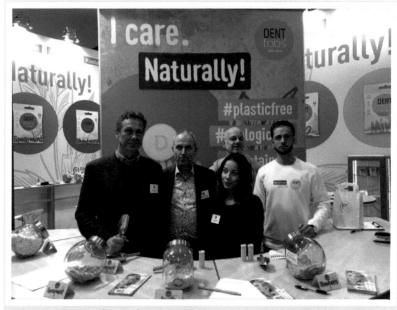

Abb. 7: Messestand auf der Biofachmesse 2020

Haben sich die Kundenbeziehungen von Denttabs verändert?

Die Kunden, die wir im Augenblick bedienen, zählen zwischenzeitlich überwiegend zum Handel. Ursprünglich waren es die Endkunden, die Anwender. Und die Anwender stehen für mich immer noch im Mittelpunkt. Dass wir uns mit den Händlern arrangieren müssen, ist klar. Die brauchen Konditionen. Wir lernen, wie man mit ihnen umgeht, langfristige Geschäftsbeziehungen aufbaut. Das ist normales Business: Wir produzieren etwas, die Händler kaufen es, hängen es ins Regal – alles gut. Das ist eine sehr eigene Welt, doch da machen wir keinen großen Unterschied gegenüber anderen. Für sie sind wir ein Produkt neben 1.000 anderen. Manche finde es besser als das, was der Markt sonst bietet, manche sind echt begeistert. Doch zwischenzeitlich sind wir nicht mehr so exotisch wie früher. Das war am Anfang anders. Wie z. B. damals beim Einstieg bei BUDNI oder auch der BIO COMPANY, da waren wir im Sortiment, weil die Menschen dort davon überzeugt waren, obgleich es kein sich rechnendes Produkt war.

Denttabs sind jetzt für den Handel nicht nur angesichts der Mengen, die verkauft werden, interessant, sondern auch über die interessante Marge beim Verkauf. Die liegt schon ob der Packungsgröße höher als bei den klassischen Zahnpasten. Kein Händler kann es sich auf Dauer leisten, Regalflächen mit Artikeln zu blockieren, die nicht zum Unternehmensergebnis beitragen.

6.3   Axel Kaiser als Kunde

Lassen Sie uns einen Blick hinter die Kulissen werfen, wenn Axel Kaiser einkauft.

Herr Kaiser, was erwarten Sie als Kunde bei anderen?

Ich habe keine besondere Erwartungshaltung. Ich kaufe ja ohnehin wenig, im Grunde bin ich anspruchslos. Bei den Jeans kaufe ich immer B-Ware, die kosten dann 30 € statt 150 €. Im Grunde bin ich ein ganz normaler Kunde. Wenn ich etwas haben möchte, dann soll das so sein.

Der Begriff Wertschätzung ist etwas ausgelutscht, doch wenn ich mit einem Produkt ein Problem habe, würde es mich freuen, wenn sich einer zeitnah kümmert und mich ernst nimmt. Ich warte jetzt seit über einer Woche auf eine Antwort der Deutschen Bahn, es funktioniert etwas nicht bei der Bahn-App. Doch die haben ja auch Millionen von Kunden.

7 Denttabs, das frühe Marketing und die Medien

Es wurde schon erwähnt: Denttabs hatte nie ausreichend Geld für nachhaltige Pressearbeit und ein Marketing, das sowohl in die Breite als auch in die Tiefe geht.

7.1 Frühes Marketing à la Denttabs

Den ersten Marketingplan entwickelten fünf Praktikanten, Studenten und Studentinnen der Hochschule für Wirtschaft und Technik. Axel Kaiser berichtet: »Sie konzipierten und programmierten den Denttabs-Shop und überlegten sich, wie wir das Marketing angehen. Die fünf machten das erste Konzept, überlegten, dass das Behältnis eine Dose sein muss. Der Arbeitstitel und potentieller Firmenname war »Dentabs« mit einem t, bis wir irgendwann feststellten – Mist, das gibt es schon. Das war ein Stoff, den Dentallabore einsetzten. Sie brauchten es für den Gipsabscheider in den Laboren, damit die Abschlüsse nicht verstopften. Und so kam es zu dem Begriff Denttabs – mit 2 T – »dent« für dental und »tabs« für Tabletten. Darauf hätten wir gleich selbst kommen können.«

Was später an Marketing lief, war aus besagtem Geldmangel vielfach »selbst gestrickt«. Einiges machten Agenturen pro bono oder für kleines Geld, weil sie vom Produkt überzeugt waren oder mit Axel Kaiser gut bekannt, befreundet oder Freunde, Geschwister von Freunden.

Die Slogans

Einen guten Slogan zu haben, ist für ein Produkt das, was der Titel für ein Buch und die sog. Logline für einen guten Film ist: Der Slogan sollte kurz, knackig und verständlich den Nutzen eines Produkts oder seinen Kern umschreiben und die Fantasie anregen. »Keep it short and simple!« BMW und Red Bull machen es vor: BMW machte Furore mit »Aus Freude am Fahren« – klar, jeder will Spaß haben. »Red Bull verleiht Flügel« – ist auch genial, man möchte sofort zum Schweben abheben.

Denttabs hatte viele Jahre den Slogan: »Zahnpasta war gestern«. Es folgte: »Liebe Deine Zähne«. Damit konnte ich mich nie wirklich anfreunden, doch »Liebe Deine Zähne« ist zumindest eine klare Aufforderung, etwas zu tun. Die Zähne sind für alle wichtig und zudem eine Visitenkarte, wenn wir anderen begegnen. Sie signalisieren, ob wir sie pflegen und ob wir es uns leisten können, sie in Schuss zu halten. Zahnlücken stehen gemeinhin für Armut. Edeka hatte wohl einen ähnlichen Gedanken bei der Wahl des Slogans: »Wir lieben Lebensmittel«. Auch er gefiel mir von Anfang an nicht, die sollen ihre Kunden lieben, zudem enthält der Slogan einen Denkfehler: Schließlich verkauft Edeka weitaus mehr als Lebensmittel.

Vor zwei, drei Jahren kam Axel Kaiser auf den Hashtag #wennrichtigschonimmerfalschwar. Mir war dieser Hashtag, der ausgeschrieben »wenn richtig schon immer falsch war« lautet, von Anfang viel zu kompliziert. Man kann diesen Hashtag nicht gut lesen. Das Auge ist überfordert. Und was gemeint ist, das muss einem erst einmal einer erklären. Beides ist eine Riesenhürde bei der Flüchtigkeit, mit der moderne Mensch unterwegs ist. Wir haben ein lächerlich kleines Zeitfenster, um die Aufmerksamkeit anderer zu erlangen. Doch Axel Kaiser wird Ihnen später selbst erklären, was hinter #wennrichtigschonimmerfalschwar steckt. Sie werden staunen.

Ich teile die Auffassung von Herrn Prof. Gängler, dass »Zahnpasta war gestern« eine starke Botschaft ist, für mich die stärkste, die Denttabs bisher hatte: Klar und provokant, denn wer will schon antiquiert sein? Klar und provokant. Mein Favorit. Axel Kaiser würde lächeln.

7.2 Allzeit bereit – Denttabs in den Medien

Axel Kaiser war immer wieder in den Medien – der Presse, aber auch im Fernsehen. Neuerdings in Podcasts. Dass die Denttabs es in das intellektuell überaus anspruchsvolle »brand eins« Magazin schaffte, ist insbesondere angesichts des Umfangs des Artikels von vier Seiten mehr als beachtlich.

Denttabs und die Frauen

Zahnpflege betrifft zwar die Gesundheit, doch die ersten Zahnpasten umwarben die Frauen und versprachen Schönheit. Bernhard Bartsch hatte das in seinem »brand eins« Artikel über die Denttabs erwähnt. Alles ist Psychologie. Dass sich die Denttabs in so vielen Frauenzeitschriften wiederfand, ist daher konsequent: Frauen beschäftigen sich seit jeher mit Schönheit, Pflege, Kosmetik und Gesundheit. Es besteht großes Interesse an Informationen über Trends und neue Produkte. Diesen Markt bedienen die unterschiedlichsten Frauenzeitschriften. Von »Barbara«, »Bild der

Frau«, »Brigitte« über »Meins« bis zu »Madame« und »Vogue«: Sie begeistern Frauen! Doch die Herren holen so langsam in Sachen Kosmetik auf. Vorbei sind die Zeiten, als die »Cosmopolitain« titelte »Setzen Sie Ihren Stinker in die Wanne...« Die »Men's Health« enthält beispielsweise neben Fitness- auch Kosmetiktipps.

Auch beim Thema Gesundheit haben die Frauen die Nase vorn – kein Wunder, dass sie eine deutlich höhere Lebenserwartung haben als Männer. Gehen wir davon aus, dass die eigene Gesundheit und die der Familie eher Frauensache sind und verknüp- fen wir das mit dem Wissen, dass Frauen 80 % der Kaufentscheidungen treffen, dann wissen wir um die Bedeutung der Frauen auch für Denttabs. Frauen haben wahre Marktmacht. Selbst das Auto gehört dazu, das »Heilig's Bleche« der Schwaben – und die Damen suchen nicht bloß die Farbe aus, sondern auch das Modell.

Zu Gast im Fernsehen
Fast nichts ist teurer als Werbung im Fernsehen. Doch man kommt auch anders zu Sendezeit – indem man für Schlagzeile sorgt oder über Interviews. Die Story vom Auftritt in der »Höhle der Löwen« kennen Sie schon – ein Reinfall in Sachen Investo- rensuche, doch viel kostenlose Sendezeit.

Es gab frühe Interviews im Berliner Regionalfernsehen. Den Auftritt bei Peter Brink- mann von tv Berlin hatte ich vermittelt, weil ich 2007 oder 2008 mein erstes Buch »Was Männer tun und Frauen wissen müssen – Erfolg durch Networking« dort vor- stellen durfte. Umgekehrt ebnete mir Axel Kaiser 2015 den Weg ins Mittagsmagazin von Astro tv 2015 mit meinem Bestseller »Crashkurs Networking«, nachdem er dort bei der charmanten Andrea Plewnig aufgetreten war.

So ähnlich lief es für Axel Kaiser mit fast jedem Interview, jeder Berichterstattung: Einer kannte einen, der einen von den Medien kannte. Kurz gesagt: Es lief alles über gute Verbindungen, das große Netzwerk, das Axel Kaiser über Jahre aufbaute und am Laufen hielt. Doch das Vermitteln von Medienkontakten allein hätte nicht ge- reicht, dazu gehört einer, der mitmacht. Man kann ruhigen Gewissens sagen: Axel Kaiser hat bei jedem Angebot die Chance gesehen und einfach mitgemacht – mit un- gewissem Ausgang, denn keiner kann vorhersagen, ob ein Medienbeitrag sich auf die Verkaufszahlen auswirkt. Es ist so, wie Henry Ford schon sagte: 50 % der Ausgaben für Marketing und Pressearbeit sind vergebens, doch da er nicht weiß, welchen 50 %, müsse er 100 % investieren.

Das Investment bei Axel Kaiser belief sich mangels Kohle auf seine Zeit. Sie mögen nun müde lächeln, doch nicht jeder hätte seine Energie dafür aufgebracht, überall hinzugehen und seine Botschaft zu verbreiten. Anfangs ist so etwas spannend, doch wenn der finanzielle Erfolg ausbleibt, gehört viel dazu, dranzubleiben und nicht die böse Welt dafür verantwortlich zu machen, dass nichts läuft. Doch zum Glück gilt auch hier: Kleinvieh macht auch Mist und so kommen viele kleine Mosaiksteine zusammen, die das Puzzle langsam auffüllen.

Bühne schafft Bühne.

TEIL 2: Game-Changer: Unverpackt und plastikfrei

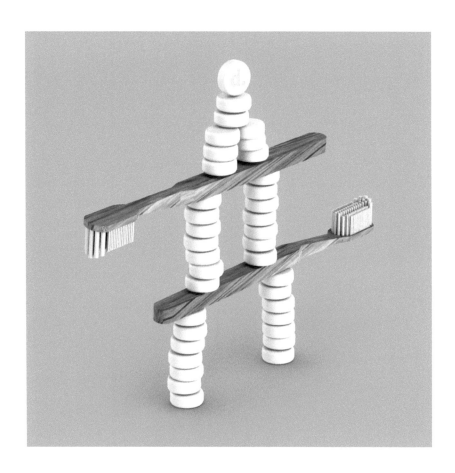

Der Erfolg kommt bisweilen durch die Brust ins Auge. Und so liest sich die Erfolgsgeschichte der Denttabs-Zahnputztablette nicht wie die konsequente Abfolge von Etappen auf der klassischen Erfolgsleiter, bei der Stufe um Stufe erklommen wird. Er entspricht eher einem Knalleffekt, der zudem auf einem Nebenkriegsschauplatz stattfand. Der Wendepunkt hatte mit dem Produkt als solchem so wenig zu tun, wie das Geschenkpapier mit einem Geschenk. Doch die auch die Wahl des richtigen Geschenkpapiers sollte man nicht unterschätzen. Jedenfalls machte die Art der Verpackung für neue Käuferschichten den großen Unterschied. Doch bis es zum Knalleffekt kam, musste ein Umweg, besser gesagt ein Zwischenschritt erfolgen.

1 Verpackung zwischen Sinn und Unsinn

1.1 Die Verpackung – Dein Freund und Helfer

Fast jedes Produkt braucht eine Verpackung und die Anforderungen kommen von den unterschiedlichsten Seiten, viele stammen vom Gesetzgeber. Hygiene spielt eine große Rolle. Es gibt logistische Anforderungen – nicht zu groß, nicht zu schwer, stabil, haltbar – die auch für die Logistik des Transports selbst eine große Rolle spielen. Der Einzelhandel hat bestimmte Regalhöhen und -tiefen und macht dementsprechend Vorgaben, um die Stellflächen optimal zu nutzen. Die Verpackung sollte ansprechend sein, sonst erhält das Produkt nicht einmal die Chance, seine Alltagstauglichkeit zu beweisen. Und nicht zuletzt sollten die Kosten vertretbar sein. Klingt komplex und ist es auch, zumal ein Vorteil bisweilen den anderen aushebelt.

DEFINITION GABLERS WIRTSCHAFTSLEXIKON ONLINE

Unter **Verpackung** wird die ein- oder mehrfach vorgenommene Umhüllung eines Packgutes zum Zweck des Schutzes (der Umgebung, des Packgutes), der Positionierung (bei Produktion, Verwendung) sowie der Lagerung, des Transports, der physischen Manipulation sowie der Vermarktung verstanden.

1.2 Denttabs und die Entwicklung der Verpackung

Die richtige Verpackung zu finden war auch bei den Denttabs ein Entwicklungsprozess. Als die Denttabs noch ein Granulat waren, gab es nicht nur Anwendungs-, sondern auch große Verpackungsprobleme technischer Natur. Es ist schwierig, ein Granulat auf einer Zahnbürste in den Mund zu balancieren. Zudem sind Granulate extrem feuchtigkeitsempfindlich, was u. a. dazu führte, eine Tablette zu pressen. Die Zahnputz-Tabletten machten das Leben sehr viel einfacher. Sie wurden zu Beginn wie medizinische Tabletten in sog. Blister verpackt. Das sind Sichtverpackungen, bei denen die Tabletten durch eine Rückwand aus Aluminium gedrückt werden können.

Danach kamen die Plastikdosen. Lange Jahre leisteten die kleine Zweimonatsdose und die große Sechsmonatsdose aus Plastik beste Dienste. Ich habe immer noch eine für Reisen. Von dieser allzeit geschätzte Reisebegleiterin machte ich Fotos vor dem Hamburger Hotel Atlantik und in New York vom Novotel Hotel aus mit Blick auf den Times Square. Aus Unternehmenssicht war die Dose genial und seinerzeit fortschrittlich: Sie war klein, leicht, strapazierfähig, praktisch, nicht übermäßig teuer und insofern umweltfreundlich, als – anders als bei Zahnpasta – kein Verbundmaterial verwendet wurde. Auch verblieben keine Produktreste im Behältnis außer ein bisschen »Staub«, der Abrieb, das war's. Eine damals gute Lösung. Matthias Kaiser dachte schon früh über eine Verpackung aus Karton nach, doch das scheiterte daran, dass man eine große teure Maschine gebraucht hätte und zudem große Auflagen hätte produzieren müssen.

Keiner hat geahnt, dass ausgerechnet die Umstellung der Verpackung von der Dose auf eine Tüte Ende 2018 einen Denttabs-Hype auslösen und den Durchbruch verschaffen würde. Doch zunächst gab es einen Zwischenschritt befeuert durch den »Unverpackt«-Trend. Axel Kaiser tat sich mit beiden Neuerungen zu Beginn außerordentlich schwer, wie er selbst ganz offen zugibt. Man musste ihn schon bearbeiten und zu seinem Glück zwingen. Nicht viele hätten die Größe, das zu bekennen, ist es doch eher so, dass viele Menschen sich allzu gerne mit fremden Federn schmücken.

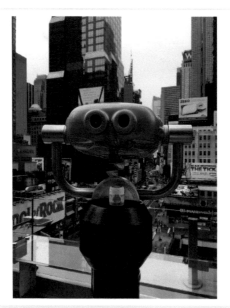

Abb. 8: New York City: Die Denttabs auf dem Times Square

2 Unverpackt – ein neuer Hype?

Zero Waste, kein Abfall. Die Interpretationen reichen von »keine Verpackung« über »nichts wegwerfen« bis zur Konsumentsagung. Unverpackt ist eine Facette von Zero Waste. Der Unternehmerin Milena Glimbovski kommt das Verdienst zu, das Thema ab 2015 in Deutschland zu einem ganz großen gemacht zu haben. Ihr war immer mehr bewusst geworden, wie viel Müll jeder Einzelne produziert und dass sich der Verbraucher dem Verpackungsmüll kaum entziehen konnte. Sie versuchte, nicht nur selbst ohne Müll zu leben, sondern wollte für viele andere eine Alternative schaffen. Sie tat das mit großem Erfolg mit ihrem ersten Unverpackt-Laden in Berlin. Der Rest ist Geschichte und in ihrem Bestseller »Ohne Wenn und Abfall« nachzulesen.

Die Bewegung, die sie maßgeblich anstieß und mit Workshops und Vorträgen für Nachahmer greifbar macht, führte dazu, dass es allein in Deutschland über 150 Unverpackt-Läden gibt. Die Denttabs-Zahnputztabletten sind bis auf wenige Ausnahmen in allen vertreten.

Milena Glimbovkis Engagement hatte bei Axel Kaiser zu einem allmählichen Bewusstseinswandel in Sachen Verpackung geführt. Sie »zwang« ihn zunächst dazu, eine Großverpackung zu kreieren, um den Original-Unverpackt-Laden überhaupt beliefern zu können. Milena ist nicht bewusst, wie groß ihr Einfluss war und sie verwahrt sich entschieden dagegen, Axel Kaiser gedrängt zu haben: »Ich dränge niemanden zu irgendetwas. Wenn ich die Menschen überzeugen kann, folgen sie meinen Ideen von sich aus.« Jedenfalls war Axel Kaiser von der Zero-Waste-Idee mehr als angetan. Schauen wir uns die Geschichte dazu an.

Interview mit Milena Glimbovski

Ich war gespannt auf das Interview mit Milena, das wir in ihrem zweiten, im Mai 2018 eröffneten Original-Unverpackt-Laden in Berlin führten, denn es war mein erster Besuch überhaupt in einem Unverpackt-Laden.

Zur Person:

Milena Glimbovski ist eine in Sibirien geborene deutsche Unternehmerin und Zero-Waste-Aktivistin. Sie bloggt über Zero Waste, Feminismus und Klimawandel. Nach dem geglückten Crowdfunding im Jahr 2014, bei dem über 4.000 Unterstützer rund 110.000 € aufbrachten, gründete sie 2015 im Alter von 22 Jahren mit Sarah Wolf den ersten Berliner Unverpackt-Laden »Original Unverpackt«. Dies gilt als Initialzündung der deutschen Zero-Waste-Bewegung. In London gab es als Vorbild »Unpackaged«, einen Laden, der bereits 2007 im Stadtteil Islington gegründet worden war. Doch bis zu Milenas Initiative war kein Funke von Großbritannien nach Deutschland übergesprungen.

Ihr Bestseller »Ohne Wenn und Abfall« ist in der fünften Auflage auf dem Markt. Die Autorin ist vielfach preisgekrönt. Die Online-Plattform »Edition F« zeichnete sie als eine von »25 Frauen, die unsere Welt besser machen« aus. Der Berliner Senat kürte sie im Rahmen des Berliner Unternehmerinnen-Tages 2018 zur Berliner Unternehmerin des Jahres 2018/2019. Bei dieser Gelegenheit sind wir uns erstmals begegnet.

Auch bei Milena Glimbovski war der »Übernachterfolg« eher keiner. Sie gründete nach zweijähriger Vorbereitungszeit, wobei eine Vollzeitkraft ein Jahr ausschließlich damit beschäftigt war, Produkte auf »Unverpackt-Tauglichkeit« und Produktqualität zu recherchieren und zu testen.

Liebe Milena, wie hast Du Axel Kaiser kennengelernt?

»Original unverpackt« hatte die Denttabs seit Anbeginn im Angebot, deshalb haben wir Axel Kaiser 2015 zur Jubiläumsparty ein Jahr »Original Unverpackt« eingeladen. Ich bin ihm das erste Mal im Laden begegnet. Lola, eine Mitarbeiterin, testete die Denttabs ursprünglich, doch konnte sie wegen der Verpackung in Plastikdosen bei uns nicht listen. Also bekam Axel Kaiser die Vorgabe, die Denttabs in eine plastikfreie Alternative zu verpacken. Es sollte eine Großverpackung aus Aluminium sein, verkauft würden die Tabletten dann aus Gläsern. Axel Kaiser sah das zunächst ganz anders, hatte zig Gegenargumente. Doch Plastik geht bei uns gar nicht. Also blieben wir standhaft und bekamen die Denttabs schließlich in großen Mengen in Alu-Säcken. Der Umsatz entwickelte sich langsam aber stetig.

Nutzt Du die Denttabs selbst?

Ja, ich finde sie super. Sie funktionieren sehr gut und sind sogar gesünder als übliche Zahncreme, weil die Tabletten trocken sind. Ich nutze sie seit Jahren.

Insbesondere auf Reisen habe ich sie gerne dabei zusammen mit meiner Bambuszahnbürste. Ich packe für Reisen immer so wenig wie möglich ein. Außer meiner Kosmetik habe ich keine Flüssigkeiten dabei.

Wird Denttabs Zahnpasta vom Markt verdrängen?

Das glaube ich nicht, weil die Menschen Dinge lieben, die sie kennen und immer schon so gemacht haben und die Denttabs erfordern ja ein anderes Bewusstsein für Zahnpflege. Das ist nicht nur ein Wechsel der Zahnpasta-Marke.

Wie würdest Du Axel Kaiser beschreiben?

Er ist sehr idealistisch, einsatzbereit und fordert viel von sich. Axel Kaiser hat ein enormes Durchhaltevermögen. Ich sah ihn einmal auf einem Heldenmarkt, wo er die Denttabs unermüdlich präsentiert hat. Axel Kaiser ist bei Entrepreneurs for Future aktiv und war mit ihnen bei den Fridays-for-Future-Demonstrationen.

Herzlichen Dank für das Interview und die Gelegenheit, erstmals einen Unverpackt-Laden zu sehen und ein wenig zu stöbern.

Nicht jeder hat in seinem Umfeld Zugang zu Unverpackt-Läden oder findet in seinem Supermarkt Unverpackt-Abteilungen wie bei BIO COMPANY. Doch die Angebote nehmen zu, selbst in kleineren Städten wie meiner Heimatstadt Rheinfelden. Dort hat die inhabergeführte Supermarktkette Hieber neuerdings Unverpackt-Abteilungen. Klar ist jedoch auch, nicht jeder möchte Unverpacktes einkaufen. Doch es gibt einen Mittelweg: Wir sollten jedoch alles tun, um Verpackungen mengenmäßig zu reduzieren, umweltfreundlicher zu machen und das Recycling weiter optimieren.

3 Aller guten Dinge sind drei: Plastikdose – verpackungsfrei – plastikfrei

TWEET DES DALAI LAMA AM 25. SEPTEMBER 2019

Mahatma Gandhi's vision of a clean and tidy India has become the vision of millions of Indians who've joined #JanAndolan and helped #SwachhBharatMission to unprecedented success. This is not the end but the start of a new journey toward a #plasticfree India & a plastic free world.

3.1 Plastik ist das neue Rauchen

Seit Jahrzehnten wird das Rauchen bekämpft. Mit Erfolg. Als neues Reizthema steht Plastik im Fokus. Die Forderung lautet: Plastikfrei, denn Plastik ist überall – sogar in der Tiefsee und über das Essen in unserem Körper. Prinz Charles, einer der ersten Pioniere ökologischer Landwirtschaft, der viele Jahre von den meisten als umweltbewusster adliger Spinner belächelt wurde, wie er es ausdrückt, formulierte es 2017 vortrefflich: »Plastic is on the menu.« Ein echtes Problem, das uns alle betrifft.

Doch anstatt Kunststoffe komplett zu verteufeln, sollte man das Thema differenziert betrachten: Plastik nicht gleich Plastik. Zudem kommt es auch auf das Wie, die Art der Anwendung und darauf an, dass die Entsorgung oder Zweitverwertung bereits mitgedacht wird, wenn etwas komplett aus Plastik produziert wird oder Plastikanteile enthält. Wir dürfen nicht vergessen: Plastik hat unser Leben in vielen Bereichen erleichtert und sicherer gemacht. Es hält unsere Lebensmittel länger frisch und vermeidet so, dass wir noch mehr als ohnehin schon wegwerfen.

Wie schaute es an der Plastikfront aus? Der Bayerische Rundfunk titelte am 13. März 2021 »Woher der deutsche Plastikmüll kommt und wohin er geht«. Er stellte unter Hinweis auf das Umweltbundesamt fest, dass Deutschland 2018 knapp 30 % mehr Verpackungsabfall als noch vor zehn Jahren produziert hat. Die resultiert auch aus veränderten Lebensbedingungen wie mehr Single-Haushalten und To-Go-Produkten. Es gibt keine Zahlen aus 2020, doch sicherlich wird die Corona-Pandemie die Umweltbilanz verhagelt haben angesichts von Milliarden von Masken weltweit, viele schadstoffbelastet, unzähligen Schnelltests, explosionsartiger Zunahme des Versandhandels. Beruhigend ist jedoch zu wissen, dass die Mülltrennung funktioniert: 97 % der Kunststoffverpackungen landen in der Gelben Tonne. Davon wurden 2019 fast 60 % wertstofflich verwertet. Laut Bayerischen Rundfunk bestehen 60 % des nach Malaysia verschifften Plastikabfalls aus Industrie- und Gewerbeabfällen. Dabei sind nicht sortenreine Kunststoffe das Problem, sondern Plastikabfallgemische wie Zahnpastatuben.

Es geht bei »plastikfrei« sowohl um das Produkt und dessen Belastung mit Mikro- oder Nanoplastikteilen als auch um die Verpackung. Ich erinnere mich gut an eine Diskussion Ende der 90er-Jahre mit meinem Honighändler auf dem Freiburg Wochenmarkt. Ich hatte gefragt, weshalb er den Honig nicht in Schläuche verpacke, wie es ein Kollege aus Norddeutschland tun würde. Er erklärte mir, dass es für ihn schon das äußerste Zugeständnis sei, Kunststoffdeckel zu verwenden. Plastik würde in den Honig diffundieren. Das war meine erste Bewusstseinsschulung in Sachen plastikfrei. Das Diffundieren ist eine Sache, die andere ist die mit dem Geschmack. Für mich macht es einen deutlichen Unterschied im Geschmack, ob das Mineralwasser aus einer Glas- oder Kunststoffflasche kommt. Ähnliches gilt auch für Joghurt im Glas oder Keramiktöpfchen, wie man ihn in Frankreich bekommt. Wahrscheinlich schmeckt er auch deshalb besser, weil das Auge erfreut ist.

War man früher weiter, als der Milchmann die Milch in Flaschen vor die Haustür stellte wie in alten amerikanischen Filmen oder als man mit der Milchkanne im Milchladen oder beim Milchwagen Milch holte? Die Berliner Meierei Bolle ist damit groß und erfolgreich geworden. Auf der anderen Seite erklärte mir eine Führungskraft eines Milchprodukteherstellers, dass die Abfüllung von Milch in Plastikschläuche insofern umweltfreundlich sei, als das Gewicht beim Transport geringer ist als bei Glasflaschen, was den Benzinverbrauch drastisch reduziert. Auch entfällt die Flaschenreinigung. Das war vor 20, 25 Jahren bei Einführung der Milchschläuche. Seitdem wurden auch für diesen Bereich neue umweltfreundliche Stoffe und Lösungen entwickelt. Einer der Pioniere, Jürgen Müller, der auch für Denttabs segensreich wirkt, kommt gleich zu Wort.

3.2   Die Denttabs-Tüte – Von »Kommt nicht in die Tüte« zum Star

Die Denttabs-Zahnputztabletten als Produkt sind, wie Sie wissen, seit jeher gänzlich plastikfrei. Die Verpackung war es nicht. Aufgrund der Anforderung der Gründerin des Original-Unverpackt-Ladens Milena Glimbovski, die Denttabs in einer Großverpackung zu liefern, zwang das Unternehmern, sich mit dem Thema insgesamt zu beschäftigen. Doch als Gero Niggemeier, ein ehemaliger Mitarbeiter, mit der Idee einer Tüte für die Endverbraucher bei Axel Kaiser ankam, stieß er zunächst auf größte Vorbehalte und wenig Gegenliebe. Der Mitarbeiter recherchierte dennoch weiter und tat einen Familienbetrieb in Franken auf, der sich mit Folienverpackungen aller Art und dabei insbesondere mit solchen, die innovativ und umweltfreundlich sind, beschäftigt, die jura-plast GmbH. Über diverse Zwischenschritte entstand die heutige Tüte – sie ist kompostierbar. A star was born.

Die Denttabs-Tüte ist eine sensationelle Innovation. Sie besteht aus Papier, aktuell aus Frischpapier, da recyceltes Material noch nicht verwendbar ist. Zum Schutz vor Feuchtigkeit ist sie inwendig mit einer Folie überzogen. Es handelt sich jedoch nicht um eine Plastikfolie, sondern kompostierbares Material.

Dieser Tüte ist es zu verdanken, dass sich plötzlich viele Menschen für die Denttabs interessierten. Ihre Treiber: Sie wollten plastikfreie Zahnpflege. Denttabs konnte das anders als die Zahnpastahersteller bieten. Die Tüte öffnete die Tür zu dm-drogerie markt im zweiten Anlauf. Diese hatte sich einst nach dem erfolglosen Versuch geschlossen, die Denttabs-Zahnputztabletten als dm-Eigenmarke namens »Dontodent-Zahnputztabletten« zu platzieren, die Denttabs produziert hatte.

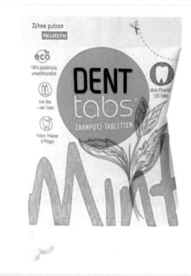

Abb. 9: Denttabs-Verpackung bis Ende September 2021

Und mehr noch: Alle Welt interessiert sich für die Tüte, auch große Konzerne aus dem In- und Ausland lernen gerade diesbezüglich von der einstigen Hinterhofbude Denttabs. Und Axel Kaiser teilt sein Wissen gerne.

Ab Oktober 2021 zeigt sich die Denttabs-Tüte in neuem Gewand – es gab einen Relaunch: Grün trägt die Mint-Variante, mit kräftigem Rot schmückt sich die Strawberry-Alternative, die insbesondere für Kinder gedacht ist.

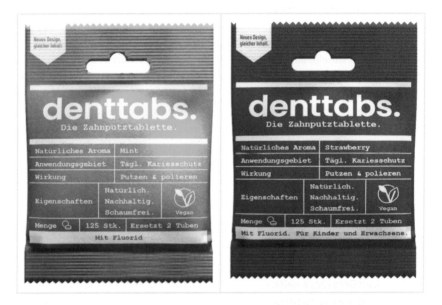

3.3   Timing ist alles

Die revolutionäre Denttabs-Tüte gäbe es nicht ohne Jürgen Müller. Er stellt insbesondere die kompostierbare Folie im Inneren der Papiertüte her, die die Zahnputztabletten vor Feuchtigkeit schützt.

Interview mit Jürgen Müller, geschäftsführender Gesellschafter jura-plast GmbH

Zur Person:

Jürgen Müller ist geschäftsführender Gesellschafter der jura-plast GmbH in Reichenschwand in der Nähe von Nürnberg. Das Unternehmen war 1980 von seinem Vater und zwei Mitgesellschaftern gegründet worden. Das Familienunternehmen wird nunmehr in der dritten Generation betrieben. Anders als der Namensbestandteil »plast« es vielleicht vermuten lässt, geht es vor allem um innovative umweltfreundliche Folienlösungen. jura-plast ist einer der Vorreiter oder der Vorreiter schlechthin auf diesem Gebiet und als solcher geschätzter Gesprächs- und Kooperationspartner der Industrie, insbesondere auch der Global Player wie BASF.

Im Februar 2020 hatte ich Herrn Müller auf der Biofach-Messe in Nürnberg als überaus engagierten Unternehmer kennengelernt. Er nahm an der Pressekonferenz als Diskutant teil, zur der Denttabs eingeladen hatte und die zusammen mit BASF, dm-drogerie markt und jura-plast zum Thema »Kompostieren oder Recyceln – Alles Müll?« abgehalten wurde.

Lieber Herr Müller, wie kamen Sie und Denttabs zusammen?

2016 kam Gero Niggemeier, ein Mitarbeiter von Denttabs, auf unseren Außendienstmitarbeiter, Herrn Gerhard zu und fragte nach Biofolien. Vor ca. zehn Jahren haben wir mit der Verarbeitung von Eco-Bio-Rohstoffen zu Folien begonnen. Wir hatten daraus erste interessante Ansätze, haben dann aber schnell erkennen müssen, dass der Markt für normale Verpackungsfolien noch nicht reif dafür war, auf kompostierbare Folien umgestellt zu werden.

Lag das an den Kosten?

Mit Sicherheit spielte der Preis eine Rolle, doch es fehlte an der grundlegenden Gesamtbereitschaft des Marktes. Es gab noch keine Greta, es gab noch kein Verständnis für Nachhaltigkeit. In Sachen Nachhaltigkeit waren nur Pioniere unterwegs. Einer davon waren wir.

Gab es für Sie einen Auslöser für das Pionierhafte?

Das ist eine gute Frage. Die Philosophie der Firma, die von mir mehr oder weniger geprägt wird, ist, innovativ und zukunftsorientiert zu sein. Insofern hat das Thema Nachhaltigkeit bei uns schon immer im Vordergrund und im Fokus gestanden. Im Jahr 2010 kam BASF auf uns zu, inwieweit wir Interesse hätten, einen neuen Rohstoff namens ecovio, den sie entwickelt haben, zu einer Folie zu verarbeiten. Er wurde zuvor nur im Spritzgussbereich eingesetzt. Für mich ist das Glas immer halb voll, also habe ich gesagt:»Her damit, ich werfe ihn in einen meiner Extruder (= Maschine zur Herstellung von Formstücken aus thermoplastischem Material) rein und schaue, was rauskommt.« Nach anfänglichen Schwierigkeiten haben wir Parameter und Einstellungen gefunden, um eine akzeptable Folie herzustellen.

Den bei BASF als Brand Manager für das globale Marketing der Biopolymere Verantwortlichen, Dr. Martin Bussmann, darf ich aus Vorgesprächen zur Biofach Podiumsdiskussion zitieren:»Der Kunsttoff ecovio ist ein wichtiger Baustein für nachhaltige Lösungen. Er unterstützt die Gesellschaft, die vorhandenen und nachwachsenden Ressourcen bestmöglich zu nutzen.«

Wie viele Folienhersteller gab es, die das gekonnt hätten?

Vor zehn Jahren waren das außer uns nur noch ein paar andere Verrückte, die gesagt haben, ich prüfe das mal. Auch bei den Rohstoffherstellern kamen erst andere später nach. Es gab bei den Rohstoffen noch nicht diese Verfügbarkeit wie heute. Das wurde alles erst aufgebaut. Mittlerweile gibt es zig Anbieter, doch damals gab es im Grunde nur die BASF und ein paar andere kleinere. Das war's. Es waren Pionierzeiten.

Die BASF kam mit einer ganz konkreten Anfrage auf uns zu. Es ging um eine Folienlösung für eine kompostierbare Einmaltoilette für die Dritte Welt. Dieses Projekt hatte den Namen »Peepoo«. Wir haben uns gerne engagiert und wollten es unterstützen, denn es macht Sinn, eine Einwegtoilette zu produzieren, damit die Menschen nachts nicht raus müssen, sondern ihr Geschäft hygienisch sauber verrichten können. Das war unsere erste Erfahrung mit diesen kompostierbaren Verpackungsfolien. Das Projekt wurde leider eingestellt, die Tüten waren für die Dritte Welt zu teuer. Doch es gibt noch Restbestände der Peepoo-Tüten.

Leider bestand insgesamt an solchen Folienlösungen kein Interesse am Markt. Daher überlegten wir: Wo könnte es Ansätze für einen Einsatz geben. Wir sind relativ schnell darauf gekommen, dass die einzige Möglichkeit ist, die Folie mit einer kompostierbaren, biologisch abbaubaren Barriere auszurüsten, um in den Lebensmittelverpackungsbereich hineinzugehen. Da ist die Innovationsbereitschaft größer und es ist auch mehr Geld und mehr Spielraum vorhanden. Wir haben dann gemeinsam mit der BASF recherchiert, inwieweit Möglichkeiten bestehen, für die Folien, die wir herstellen, eine Barriere zu bekommen. Ziel war, Lebensmittel verpacken zu können und damit die Haltbarkeit zu verlängern. Das haben wir dann auch nach einigen Jahren geschafft.

Zufälligerweise ist Herr Niggemeier, Denttabs, genau dann an uns herangetreten, als wir diese Biofolie entwickelt hatten. So konnten wir sie ihm vorstellen. Es ist ein Verbund von Folie und Papier, denn man muss das Ganze auch maschinell verarbeiten können. Es ist ein kompostierbares Papier. Papier ist nicht gleich Papier. Es gibt unterschiedliche Anforderungen an die schnellstmögliche »Verrottung«. Je nachdem, was man braucht, kann Papier so haltbar sein wie Kunststoff. Bei innovativen Papierherstellern fanden wir solche Papiere, die ebenfalls zertifiziert waren.

Dann ging es weiter mit Kaschierklebern und Druckfarben. Es muss ja alles zusammenpassen. Wir waren recht schnell durch und hatten alle Bestandteile zusammen. Mit den Einzelbestandteilen gingen wir zur Zertifizierungsgesellschaft und haben unser Produkt zertifizieren lassen, nachdem es zertifizierreif war. Unsere erste Zertifizierung nach EN 13432 war am 08.06.2017 – es war der Verbund, den Denttabs einsetzt.

Nachdem Herr Kaiser von Herrn Niggemeier überzeugt wurde, dass das die richtige Lösung anstelle der Plastikdose ist, ging es auch schon los mit der Denttabs-Erfolgsgeschichte. Durch die Umstellung auf unsere Folie bzw. die Tüte hatte Denttabs die Option, bei den Supermarktketten gelistet zu werden. Über die Erfolgsgeschichte von Denttabs brauchen wir dann nicht mehr zu reden, die kennen Sie besser als ich.

Mittlerweile haben wir an der ursprünglichen Folie weitergearbeitet und sie modifiziert. Die Barrierewerte sind so hochgepusht, dass man damit Kaffee verpacken kann. Wir liefern Folien und Tüten an Kaffeeröster in Italien, in Amerika, die damit ihre Kaffeebohnen verpacken. Es sind Hochbarriereverbunde, zertifiziert und kompostierbar, die ihren Siegeszug angetreten haben.

War Axel Kaiser der erste Anwender der neuen Folie?

Er war zumindest einer der Ersten. Es war Zufall, dass er bzw. Herr Niggemeier genau dann Interesse hatte und Denttabs innovativ genug dafür war, als wir die Folie fertigentwickelt hatten.

Man kann es auch glückliche Fügung nennen.

Wir sind noch nicht am Ende mit der Folie. Axel Kaiser wünscht sich die eierlegende Wollmilchsau. Nun bekommt er eine Folie, die aus einem nachwachsenden Rohstoff besteht. Er ist home-kompostierbar. Studien zu Folge löst er sich in den Weltmeeren nicht zu Mikrokunststoff auf, sondern wird abgebaut. Wir bauen für Denttabs zusätzlich noch eine Wasserdampfbarriere rein, denn die braucht Axel Kaiser, damit sich seine Tabletten nicht auflösen. Dann hat er ein einzigartiges Produkt – aus nachwachsenden Rohstoffen hergestellt, home-kompostierbar, in Wasser auflösbar, das Papier ohnehin, aber auch recycelbar in den üblichen Recyclingströmen. Was will man mehr?

Es geht global bei diesen Folien darum, zu verhindern, dass die Abfälle in Dritte Weltländern, wo es keine Sammelsysteme gibt, die Umwelt verschmutzen. Wir in Deutschland brauchen das nicht unbedingt, doch es muss eine Lösung gefunden werden für die gesamte Welt. Die Weltmeere verschmutzen zum größeren Teil Dritte Weltländer wie Afrika, Indien – und auch China, das zwar kein Dritte Weltland mehr ist, aber doch noch nicht so weit ist, wie Greta das gerne hätte.

Ich sage: Deutschland hat einen eigenen Weg und wir müssen unser Know-how und unser Wissen nutzen, um es in die Welt zu bringen. Alle großen Firmen, sei es Nestle, sei es Procter & Gamble, arbeiten alle mit Höchstdruck daran. Wir sind mit all diesen Firmen im Gespräch. Sie alle wollen unsere Folien haben. Die wissen, wo es lang geht. Die Amerikaner sind höchst interessiert und sehen das ganz pragmatisch. Sie haben auch ein anderes System. Man muss sehen, dass man die Produkte in die Länder bringt, in denen das sinnvoll ist.

Welche drei, vier Eigenschaften springen Ihnen bei Axel Kaiser besonders ins Auge?

Zu Herrn Kaiser fallen mir ein: frohmütig, hartnäckig, zielorientiert.

Ihr Verständnis von Nachhaltigkeit?

Man sollte versuchen, die Ressourcen, die auf der Erde vorhanden sind, zu schonen und das Beste aus allem zu machen, sich nicht auf irgendwelche einzelne Lösungen zu konzentrieren, von denen man meint, sie wären aktuell das Gelbe vom Ei, denn es wird übermorgen wieder eine bessere Lösung geben. Sich nicht zu versteifen, immer nach vorne schauen und weiterentwickeln. Nie stehen bleiben.

Lieber Herr Müller, das war ein wunderbarer Schluss mit einer sehr pragmatischen und weitreichenden Definition von Nachhaltigkeit. Herzlichen Dank für den Einblick in die Welt Verpackungsfolien.

TEIL 3: Nachhaltigkeitslounge: Nachhaltigkeit ist der King

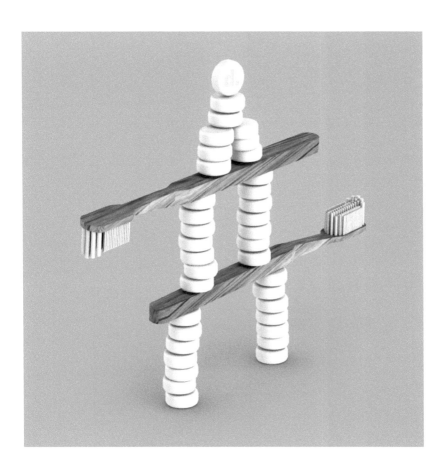

»Nachhaltigkeit ist mir ein inzwischen zu beliebiges Wort, das zumeist ohne klare Definition verwendet wird. Wenn ich an nachhaltiges Handeln denke, denke ich immer an Großmütter und Großväter, die mit weiser Voraussicht auf Ressourcen geachtet haben: Denke an die Kinder und Enkel, denke an die Eltern, den Hof, das Land und die Tiere und schaue, dass es allen gut geht.«

Axel Kaiser, Denttabs-Gründer

Nachhaltigkeit ist in aller Munde. Mit dem englischen Pendant Sustainability ist es nicht anders. Beide Begriffe werden fast inflationär verwendet. Zudem ist Nachhaltigkeit auch inhaltlich ein weites Feld: Es gibt viele Interpretationen und leider auch viele Mogelpackungen. Wo Nachhaltigkeit draufsteht, ist nicht immer Nachhaltigkeit drin oder wesentlich weniger, als es den Anschein hat.

Nachhaltigkeit ist auch mehr als Plastikfreiheit. Nachhaltigkeit ist eine Einstellung. Nachhaltigkeit ist elementarer Teil der Unternehmensphilosophie. Und sie ist auch ein Prozess. Vor allem ist Nachhaltigkeit ebenso alt wie neu. Grund genug, sich etwas näher damit zu beschäftigen.

Doch bevor es an die Wurzeln geht, darf ich Sie mit einer tollen Nachricht überraschen, mit der niemand so recht gerechnet hatte: Denttabs hat den Deutschen Nachhaltigkeitspreis Design 2021 gewonnen.

1 Das Beste zuerst – Nachhaltigkeit wird belohnt

Lassen Sie uns mit einem wunderbaren Schluss anfangen, der hoffentlich nur der Auftakt für weitere Erfolge im Hause Denttabs ist: Am 3. Dezember 2020 wurde Axel Kaiser für die Denttabs-Zahnputztabletten der Deutsche Nachhaltigkeitspreis 2021 im Rahmen eines hybriden Festakts in Düsseldorf verliehen. Man sah ihm, der wie alle Finalisten aus dem Homeoffice zugeschaltet war, die Überraschung an: Das war kein strahlend-glücklicher Sieger, der siegesgewiss auf die Entgegennahme des Preises gewartet hatte. Im Gegenteil: Wäre es nach ihm gegangen, hätte Denttabs am Wettbewerb nach mehreren Fehlversuchen in den Vorjahren nicht mehr teilgenommen. Der Beharrliche hätte gekniffen. Doch es kam anders.

ZUM DEUTSCHEN NACHHALTIGKEITSPREIS
WWW.NACHHALTIGKEITSPREIS.DE

2020 wurde der Preis wie folgt beschrieben: »Der DNP prämiert wegweisende Beiträge zur Transformation in eine nachhaltige Zukunft. Der Preis will alle wichtigen Akteur/innen zum Wandel motivieren, sie über Grenzen hinweg vernetzen und Partnerschaften anregen. Er zeigt an den besten Beispielen, wie ökologischer und sozialer Fortschritt schneller gelingen kann.
Mit acht Wettbewerben, über 800 Bewerbern und 2.000 Gästen zu den Abschlussveranstaltungen ist er der umfassendste Preis seiner Art in Europa. Ab 2020 orientiert sich die Auszeichnung noch stärker an den Zielen der Agenda 2030 und damit an den wesentlichen Transformationsfeldern wie Klima, Biodiversität, Ressourcen, Fairness und Gesellschaft.« 2021 sind es schon 1000 Bewerber. Weiter ist aufgeführt:

»Der DNP wird im Rahmen des Deutschen Nachhaltigkeitstages verliehen, der sich seit 2008 zum führenden Kongress zur Nachhaltigkeit entwickelt hat. Die Veranstaltung mit mehr als 150 Referent/innen vernetzt die relevanten Stakeholder und lässt sie gegenseitig an Erfahrungen teilhaben. Seit 2008 haben sich Tausende Unternehmen, Kommunen und Forschungseinrichtungen beworben. Vor allem Unternehmen nutzen den Deutschen Nachhaltigkeitstag als die meistbesuchte Plattform zu Themen der nachhaltigen Transformation in Deutschland.«

1.1   Endlich auf dem Siegerpodest beim Deutschen Nachhaltigkeitspreis

Learning: You will be rejected. Winning is all about maintaining a positive attitude, especially during difficult times. Be strong.

Unbekannt

Was war passiert? Im Hause Denttabs – nichts: Das Produkt war seit Jahren unverändert und die Verpackung seit Ende 2018 auf die kompostierbare Tüte umgestellt. Doch manchmal müssen nicht wir uns ändern, manchmal ändert sich das Universum für uns: Der Nachhaltigkeitspreis führte 2020 – im zehnten Jahr des Bestehens – eine neue Preiskategorie ein: Design stand erstmals als Nachhaltigkeitsaspekt im Fokus der den Preis auslobenden Stiftung Deutscher Nachhaltigkeitspreises e. V., die eng mit der Bundesregierung zusammenarbeitet. Zuvor gab es nur die Kategorien: Unternehmen, Architektur, Städte und Gemeinden, Verpackung, Forschung sowie Next Economy Award (Start-ups). Sie erhielt die »Pille für die Zähne« eine neue Chance. Auf die Tüte kam es nicht an, sie war im Wettbewerb nicht an getreten, es ging um ihren Inhalt.

Mit der neuen Preiskategorie werden vorbildliche Beispiele nachhaltigen Produkt-Designs prämiert in Sparten: »wegweisende Ikonen, aktuelle Highlights und Designvisionen einer nachhaltigeren Zukunft.« Bewerben können sich Unternehmen jeder

Größe, Gestalter/innen innerhalb und außerhalb von Agenturen, Studierende und Start-ups. Ausgezeichnet werden Designlösungen, die »den Wandel zu mehr Nachhaltigkeit entscheidend mitgestalten.«

Der Träger der Auszeichnung begründet die Schaffung der neuen Kategorie wie folgt: »Design ist ein zentraler Faktor der Veränderung: Nachhaltige Gestaltung leistet wichtige Beiträge zum Wandel zu einer zukunftsfähigen Gesellschaft. Der neue DNP Design zeichnet diese Beiträge aus und gibt Konsumenten Orientierung, die nachhaltige Alternativen suchen.«

Ich bin davon überzeugt, dass die Veränderung des Konsumverhaltens einen maßgebenden Einfluss auf die Ergänzung der Wettbewerbskategorien hatte.

Denttabs trat in der Unterkategorie Ikonen an und befindet sich nun in großartiger Gesellschaft weiterer Sieger, die Sie gewiss kennen wie Dyson, Grohe, Thonet, Frosch (Werner & Merz). Die Jury bekundete, die Sieger des ersten Deutschen Nachhaltigkeitspreis Design hätten mit viel Transformationspotenzial und beeindruckender Vielfalt überzeugt.

Auf der Homepage des Deutschen Nachhaltigkeitspreises zur Kategorie Design war 2020 zu lesen:
»Nachhaltige Gestaltung gibt Antworten auf alle großen Herausforderungen unserer Zeit. Verantwortliches Design löst gesellschaftliche Probleme durch ökologische und soziale Innovationen. Der neue DNP Design prämiert die besten Lösungen aus allen Bereichen. Er soll Gestalter/innen motivieren, ihre Arbeit noch stärker an Nachhaltigkeit auszurichten, und Spitzenleistungen den Rückenwind für ihren weiteren Erfolg verschaffen. Vor allem: Nachhaltiges Design kann die Lebensweise der Menschen verändern. Es gibt seinen Nutzer/innen die Chance, eigene Entscheidungen für Nachhaltigkeit zu treffen und selbst einen Beitrag zur Transformation zu leisten. Absehbar werden sich Produkte und Dienstleistungen durchsetzen, die das ermöglichen. Hier treffen Design, Verantwortung und Geschäftserfolg zusammen. Der DNP Design will nachhaltiges Design erfolgreicher und dadurch wirksamer machen.«

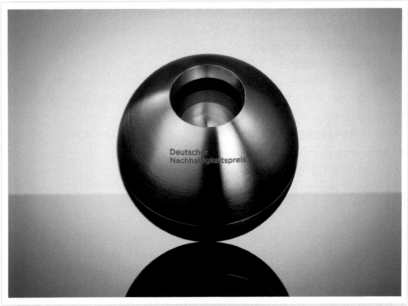

Abb. 9: Skulptur Nachhaltigkeitspreis (Fotograf: © Frank Fendler)

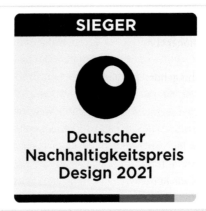

Abb. 10: Sieger Nachhaltigkeitspreis 2021

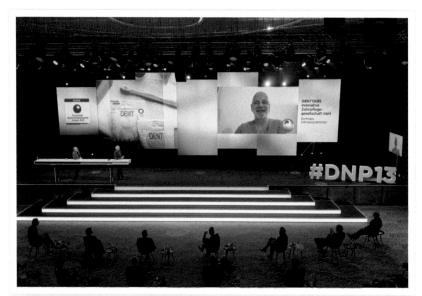

Abb. 11: Axel Kaiser bei der Preisverleihung des Deutschen Nachhaltigkeitspreises 2021

1.2   Die Laudatio

Die Laudatio der Jury des Deutschen Nachhaltigkeitspreises auf die Denttabs-Zahnputztabletten ist ein schöner Lohn fürs Dranbleiben:

»Zahnpasta aus der Tube gehört in Millionen Haushalten zum Standard. Was den meisten nicht bewusst ist, dass sie oft mit vielen für Körper und Umwelt potenziell schädlichen Inhaltsstoffen versehen ist. Hinzu kommen die vielen Plastiktuben und Verpackungen. Die Denttabs-Zahnputztabletten stellen eine nachhaltige Alternative zu Zahnpasta dar. Nicht nur verringern die wasserfreien Tabletten durch ihr deutlich geringeres Gewicht beim Transport den Ausstoß von CO_2, sie sind als zertifizierte Naturkosmetik auch frei von Konservierungsstoffen, PEG und Konsistenzgebern. Der Hauptbestandteil ist Zellulose aus nachhaltiger Forstwirtschaft. Der extrem effiziente Umgang mit Ressourcen in Form von Wassereinsparung sowie die Reduzierung von Gewicht und Verpackung ist vorbildlich. Ein tolles Produkt, das bei der Anwendung eine echte Transformation in Richtung Nachhaltigkeit fordert. Es setzt ein Umdenkprozess in Gang, denn die kleinen Tabletten müssen vor dem Putzen kurz zerkaut werden. Hierdurch vermischen sie sich mit dem Speichel und der Putzvorgang kann beginnen. Denttabs gibt es bereits seit 2003. Es sind nur kleine Tabletten, doch sie haben das Potenzial, eine ganze Branche auf den Kopf zu stellen.«

Der letzte Satz hat es in sich: »Es sind nur kleine Tabletten, doch sie haben das Potenzial, eine ganze Branche auf den Kopf zu stellen.« Nichts anderes hat Axel Kaiser seit jeher behauptet.

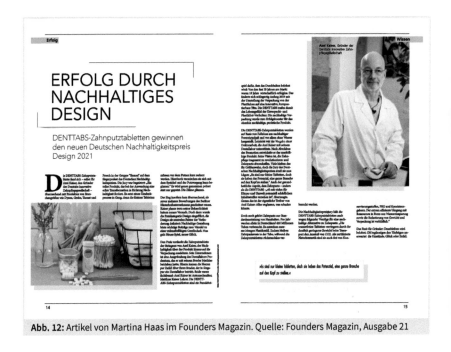

Abb. 12: Artikel von Martina Haas im Founders Magazin. Quelle: Founders Magazin, Ausgabe 21

2 Nachhaltigkeit erfordert Bewusstsein

Vor der Nachhaltigkeit steht stets das Umdenken, doch wir denken meistens erst um, wenn uns bewusst wird, dass wir an Grenzen stoßen oder uns und anderen schaden. Über Nachhaltigkeit dachten breite Schichten von Politik und Gesellschaft vor 20 Jahren nicht in der Form nach, wie es Unternehmen und Privatpersonen mittlerweile tun. Doch das Umdenken fängt an, sich durch alle Branchen zu ziehen. Umweltfreundlichkeit ist ein zunehmend bedeutsamerer Marketingaspekt, mit dem sich viel Geld verdienen lässt. Das heißt nicht, dass Unternehmen sich nur aus Marketinggründen anders aufstellen, ohne hinter den Inhalten zu stehen. In manchen Fällen mag es jedoch schon so sein.

3 Ursprung des Nachhaltigkeitsgedankens

Gott und die Welt haben Nachhaltigkeit auf die Flaggen geschrieben. Viele denken, Nachhaltigkeit sei erst seit Kurzem auf der Tagesordnung. Doch das Prinzip ist schon sehr alt. Es stammt aus der Forstwirschaft. Die Deutsche Gesellschaft für Qualität (www.dgq.de) führt den Begriff »Nachhaltigkeit« auf den Freiberger Oberberghauptmann Hans Carl von Carlowitz (1645–1714) zurück, der ihn in seinem Buch von 1713 auf die Forstwirtschaft übertrug. Ziel war die Schaffung eines stabilen Gleichgewichts: In einem Wald sollten nur so viele Bäume abgeholzt werden, wie in diesem Wald in absehbarer Zeit nachwachsen können. Dadurch sollte langfristig der Bestand des Waldes sichergestellt werden, der die Basis der Forstwirtschaft bildet. Dazu passt – um im Bild des Waldes zu bleiben – die Empfehlung, man solle den Ast, auf dem man sitzt, nicht absägen.

GABLERS WIRTSCHAFTSLEXIKON (ONLINE):

»Das in der Forstwirtschaft seit Jahrhunderten angewandte Prinzip der Nachhaltigkeit ist als Art und Weise des Wirtschaftens zu bezeichnen, bei welcher derzeitige Bedürfnisse befriedigt werden, ohne zukünftigen Generationen die Lebensgrundlagen zu entziehen (Sustainable Development). Kennzeichnung durch langfristig orientiertes Denken und Handeln, um ein Fließgleichgewicht der natürlichen Ressourcen zu erreichen.«

Prof. Dieter Specht, Professor für Produktionswirtschaft, BTU Cottbus

4 Nachhaltigkeit, Globalisierung und Ethik

Nachhaltigkeit wird zunehmend unter ethischen Aspekten diskutiert. Nachhaltige Entwicklung ist laut Gablers Wirtschaftslexikon online ein Schlüsselbegriff der modernen Gesellschaft. Gesellschaftliche Problemlagen wie Armut, Umweltverschmutzung bis hin zum Klimawandel, aber auch die fortschreitende Globalisierung verleihen ihm zunehmende Bedeutung. Nachhaltigkeit steht in einem Spannungsfeld aus Ökologie, Ökonomie und Sozialem. Der Blick geht weit über den derzeitigen Zeitraum hinaus, denn es geht um die Auswirkungen und damit Verantwortung gegenüber der Generation der Kinder und Enkel. Gerechtigkeitsaspekte spielen in der Diskussion eine große Rolle, in dem Bewusstsein, dass heutige Handlungen zukünftige Handlungsbedingungen, insbesondere Potenziale und Restriktionen, positiv wie negativ beeinflussen können.

4.1 Nachhaltigkeit global betrachtet

Ein kurzer Rückblick:
- International bekannt wurde der Begriff »Nachhaltigkeit« vor allem durch seine Erwähnung 1987 im Bericht der Brundtland-Kommission. Die Vereinten Nationen hatten diese Weltkommission für Umwelt und Entwicklung 1983 unter Leitung der ehemaligen norwegischen Ministerpräsidentin Brundtland beauftragt, langfristige Perspektiven für eine Entwicklungspolitik aufzuzeigen, die zugleich umweltschonend ist. Im entsprechenden Report findet sich auch die weltberühmte Definition für nachhaltige Entwicklung:

> »Humanity has the ability to make development sustainable – to ensure that it meets the needs of the present without compromising the ability of future generations to meet their own needs.«

- 2015 hat die UN-Vollversammlung beim UN-Nachhaltigkeitsgipfels die »Agenda 2030 für nachhaltige Entwicklung« beschlossen. Bis 2030 sollen die Lebensverhältnisse auf dem gesamten Planeten verbessert und gleichzeitig für künftige Generationen der Schutz der Erde sichergestellt werden.

  Die »Agenda 2030 für nachhaltige Entwicklung« stellt klar, dass sich die globalen Herausforderungen der Gegenwart und Zukunft meistern lassen, wenn die internationale Staatengemeinschaft zusammenarbeitet. Sie gilt sowohl für Entwicklungsländer, Schwellenländer und Industriestaaten und verpflichtet alle Länder dazu, einen Beitrag zur Zukunft des Planeten zu leisten. Die Eckpfeiler bilden weltweiter wirtschaftlicher Fortschritt, soziale Gerechtigkeit und der Schutz der Umwelt. Entlang dieser drei Dimensionen – Wirtschaft, Gesellschaft, Umwelt – definiert die Agenda 2030 insgesamt 17 Nachhaltigkeitsziele. Diese Ziele betreffen solch unterschiedliche Themen wie u. a. die Bekämpfung von Armut und Hunger, menschenwürdige Arbeit und Wirtschaftswachstum sowie Maßnahmen zum Klimaschutz. Die 17 Ziele machen deutlich, wie weit der Begriff der nachhaltigen Entwicklung gefasst wird.
  Die Frage nachhaltiger Entwicklung wird immer drängender: Globalisierung, Klimawandel, die Umweltverschmutzung in Form von Plastikmüll in den Weltmeeren, schwindende natürliche Ressourcen können nur durch die internationale Staatengemeinschaft gemeinschaftlich gelöst werden.

4.2   Nachhaltigkeit in Deutschland

Agenda 2030

Deutschland bekennt sich zur Agenda 2030. Die Bundesregierung hat 2017 in der Nachhaltigkeitsstrategie festgelegt, wie sie die 17 Nachhaltigkeitsziele erreichen will und dafür 63 ergänzende Ziele beschlossen.

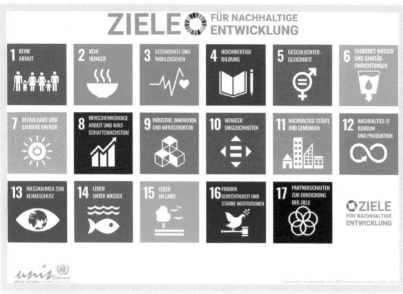

Abb. 13: Agenda 2030 – 17 Nachhaltigkeitsziele der UN (Sustainable Development Goals, SDG),

SDG 1 Keine Armut

Armut in jeder Form und überall beenden

SDG 2 Kein Hunger

Den Hunger beenden, Ernährungssicherheit und eine bessere Ernährung erreichen und eine nachhaltige Landwirtschaft fördern

SDG 3 Gesundheit und Wohlergehen

Ein gesundes Leben für alle Menschen jeden Alters gewährleisten und ihre Wohlergehen fördern

SDG 4 Hochwertige Bildung

Inklusive, gerechte und hochwertige Bildung gewährleisten und Möglichkeiten des lebenslangen Lernens für alle fördern

SDG 5 Geschlechtergleichstellung

Geschlechtergerechtigkeit und Selbstbestimmung für alle Frauen und Mädchen erreichen

SDG 6 Sauberes Wasser und Sanitärversorgung

Verfügbarkeit und nachhaltige Bewirtschaftung von Wasser und Sanitärversorgung für alle gewährleisten

SDG 7 Bezahlbare und saubere Energie

Zugang zu bezahlbarer, verlässlicher, nachhaltiger und zeitgemäßer Energie für alle sichern

SDG 8 Menschenwürdige Arbeit und Wirtschaftswachstum

Dauerhaftes, inklusives und nachhaltiges Wirtschaftswachstum, produktive Vollbeschäftigung und menschenwürdige Arbeit für alle fördern

SDG 9 Industrie, Innovation und Infrastruktur

Eine belastbare Infrastruktur aufbauen, inklusive und nachhaltige Industrialisierung fördern und Innovationen unterstützen

SDG 10 Weniger Ungleichheiten

Ungleichheit innerhalb von und zwischen Staaten verringern

SDG 11 Nachhaltige Städte und Gemeinden

Städte und Siedlungen inklusiv, sicher, widerstandsfähig und nachhaltig machen

SDG 12 Verantwortungsvolle Konsum- und Produktionsmuster

Für nachhaltige Konsum- und Produktionsmuster sorgen

SDG 13 Maßnahmen zum Klimaschutz

Umgehend Maßnahmen zur Bekämpfung des Klimawandels und seiner Auswirkungen ergreifen

SDG 14 Leben unter Wasser

Ozeane, Meere und Meeresressourcen im Sinne einer nachhaltigen Entwicklung erhalten und nachhaltig nutzen

SDG 15 Leben an Land

Landökosysteme schützen, wiederherstellen und ihre nachhaltige Nutzung fördern, Wälder nachhaltig bewirtschaften, Wüstenbildung bekämpfen, Bodenverschlechterung stoppen und umkehren und den Biodiversitätsverlust stoppen

SDG 16 Frieden, Gerechtigkeit und starke Institutionen

Friedliche und inklusive Gesellschaften im Sinne einer nachhaltigen Entwicklung fördern, allen Menschen Zugang zur Justiz ermöglichen und effektive, rechenschaftspflichtige und inklusive Institutionen auf allen Ebenen aufbauen

SDG 17 Partnerschaften zur Erreichung der Ziele

Umsetzungsmittel stärken und die globale Partnerschaft für nachhaltige Entwicklung wiederbeleben

Alle 17 Ziele für eine nachhaltige Entwicklung mit ihren 169 Unterzielen können im SGD Portal (https://sdg-portal.de/de/) nachgelesen werden.

4.3   Deutscher Nachhaltigkeitskodex

In Deutschland wurde 2010 der DNK, der Deutsche Nachhaltigkeitskodex, vom Rat für Nachhaltige Entwicklung in einem Dialog-Prozess mit Vertretern aus Politik, Finanzen, Unternehmen und zivilgesellschaftlichen Organisationen entwickelt. Er richtet sich an Unternehmen und Organisationen und beschreibt in 20 Kriterien und mit quantifizierbaren Leistungsindikatoren sog. Nachhaltigkeitsleistungen. Mit ihrer Hilfe kann beurteilt werden, wie Unternehmen Nachhaltigkeit im Kerngeschäft verankern. Chancen und Risiken werden sichtbar und können proaktiv gemanagt werden. (Quelle: www.deutscher-nachhaltigkeitskodex.de).

5 Nachhaltigkeit in der Wirtschaft

Nicht nur die Politik setzt sich mit Nachhaltigkeit auseinander. Das tun auch Unternehmen und Verbände und sind dabei sehr kreativ. Die Bewusstseinsänderung der Nutzer verändert Gewohnheiten und Märkte. Das erfordert Anpassung.

5.1 Wege von Unternehmen zur Nachhaltigkeit

Es gibt im Nachhaltigkeitskontext unterschiedliche Arten von Unternehmen bzw. Unternehmer:

1. Die Vorreiter und Überzeugungstäter, die mit Fokus auf Nachhaltigkeit gegründet haben.
2. Unternehmen wie Denttabs, die von der Produktseite her von Anfang an nachhaltig waren, ohne dass das der eigentliche Antrieb für die Unternehmensgründung gewesen wäre. Sie erinnern sich: Die Kaiserbrüder suchten ein zweites Standbein neben dem Denttallabor. Gleichwohl war die minimalistische Rezeptur von Beginn an eine Personifizierung des Nachhaltigkeitsgedankens. Es wurde nur anders bezeichnet. Doch es ist besser das Richtige zu tun und kein schickes Label dafür zu haben, als mit Worthülsen unterwegs zu sein, hinter denen sich weder eine Haltung noch produktseitige Substanz verbergen.
3. Andere Unternehmen verbinden das Angenehme mit dem Nützlichen und springen auf den fahrenden Zug auf, um vom Nachhaltigkeitshype zu profitieren.
4. Wieder andere reagieren erst auf den Druck des Marktes oder sehen ihren Markt ganz wegbrechen wie die Automobilindustrie in weiten Teilen. Sie müssen umsteuern – von der Politik durch Vorgaben veranlasst.

Eines ist gewiss: Die Umweltbewegung bekam durch die »Fridays For Future«-Bewegung einen neuen Drive. Wie sich die Bewegung politisch mittelfristig verortet und von Akteuren am allzu linken Rand distanziert, wird man sehen.

5.2 Nachhaltigkeitsansätze

#WERTschaften
Der Bundesverband Nachhaltige Wirtschaft kreierte den Begriff »WERTschaften« als Symbiose aus »Werte schaffen« und »wirtschaften«. Verantwortungs- und wertvoll zu wirtschaften bedeutet, nachhaltig und zukunftsfähig zu wirtschaften. Der Verband setzt sich mit seinen Mitgliedsunternehmen dafür ein, Ökonomie, Ökologie und Soziales zu verbinden. Denttabs zählt beim Projekt #WERTschaften zu den aktiven Unternehmen. Ohnehin ist Axel Kaiser seit vielen Jahren im Verbandsvorstand (s. Interview mit Dr. Katharina Reuter). Er folgte in dieser Funktion seinem Bruder Matthias nach und ist schwerpunktmäßig für Gesundheitspolitik, Mobilität, Verpackung, Start-up-Mentoring zuständig.

#Enkelfähigkeit als Leitlinie
Neben Verbandsinitiativen existieren auch Unternehmensleitlinien. Haniel erhob »Enkelfähigkeit« zum Maßstab des Tuns. Enkelfähiges Verhalten orientiert sich an den Konsequenzen für die Generation der Enkel. Es geht um gute Zukunftsaussichten für viele Generationen. Haniel schreibt selbst: »Enkelfähig ist ein neues Wort für einen alten Anspruch des Unternehmens Haniel. Es gilt, wirtschaftlichen Wert zu schaffen und gesellschaftliche Werte zu stärken. Wer das will, muss das große Ganze verstehen: Wie verändern ökonomische Entscheidungen die Welt, in der wir leben – und die der Generationen, die nach uns kommen? Und welchen Beitrag kann jeder Einzelne durch sein individuelles Handeln leisten?«

> Enkelfähig bedeutet bei Haniel eine starke Wertorientierung gepaart mit modernem, unternehmerischem Denken und klarer Performance-Orientierung. Diese Werte sind: Ehrlichkeit, Zuverlässigkeit, Integrität, Vertrauen, Mut und Verantwortung. Das Unternehmen setzt auf nachhaltige Geschäftsmodelle, die sich den drei Beteiligungssegmenten People, Planet, Progress zuordnen lassen.
> Mit den Werten korrespondieren die sog. Core-Behaviours: Think Customer first, Empower others, Improve every day, Take ownership, Compete for success. Das ist eine sehr ganzheitliche Sicht. Mehr dazu finden Sie via www.enkelfaehig.de.

Klassische Sünder lernen dazu

Die Modebranche zeichnet sich im Allgemeinen nicht durch Umweltfreundlichkeit und Langlebigkeit der Produkte aus. Sie verwendet viele synthetische Stoffe und Mischgewebe, pflanzliche Rohstoffe verbrauchen bei der Produktion viel Wasser und sind oft pestizidbehaftet. Materialien von Tieren sind problematisch, da diese häufig nicht artgerecht gehalten werden. Dass die Material- und Produktionskosten unter enormem Druck stehen, geht zulasten der Textilarbeiter in der Dritten Welt und der Qualität. Die Sachen halten nicht lange, werden weggeworfen. Unsere Altvorderen haben noch gestopft, geflickt. Eine frühe Form von Nachhaltigkeit aus der Not geboren.

Mode ist zudem ein schnelllebiges Geschäft. Das ursprüngliche Prinzip von zwei Kollektionen pro Jahr wurde von den Modeketten konterkariert mit bis zu zweiundzwanzig Kollektionen pro Jahr. Doch Nachhaltigkeit spielt insbesondere bei Millennials eine immer größere Rolle. Für viele ist es nicht mehr zeitgemäß, Kleidungsstücke, die nicht mehr gefallen, zu entsorgen. Der Modehändler Zalando will im Rahmen seiner Nachhaltigkeitsstrategie bis 2023 den Lebenszyklus von 50 Millionen Kleidungsstücken verlängern. KundInnen können ihren neuwertigen gebrauchten Kleidungsstücken direkt über die Plattform ein »neues Leben« schenken. Das »Second Hand«-Modell im hochpreisigen Bereich wird auf günstigere Segmente angewandt, sog. Re-Commerce.

Auch Edgardo Osorio, Gründer und Kreativdirektor der Luxus-Schuhmarke Aquazzura, denkt um. Er verkündete während des ersten Corona-Lockdowns 2020 via Instagram, nur noch zwei statt vier Kollektionen jährlich herauszubringen und zudem künftig ausschließlich regional in der Toskana und bevorzugt mit italienischen Materialien zu produzieren. Mir gefällt sein Gedanke, dass die Verbraucher in bessere Qualität investieren sollen, die sie länger mit Freude tragen. Ein hochwertiges Teil anstelle vieler günstiger Teile, das sollten auch Normalsterbliche hinbekommen.

Die Zahnpasta-Industrie könnte in Sachen Nachhaltigkeit viel von der Modeindustrie lernen. Vielleicht bedeutet dies in letzter Konsequenz, wie Axel Kaiser sich das wünscht, von Zahnpasta weg komplett auf Zahnputztabletten umzuswitchen. Less is more? Denttabs lässt grüßen. Es muss nichts erfunden werden: Es ist schon da und hat sich bewährt.

5.3   Nachhaltigkeit beim Denttabs-Großkunden dm-drogerie markt

Nachhaltigkeit ist ein zentrales Thema für dm – nicht bloß nice-to-have oder Modeerscheinung. Gerne zitiere ich aus dem Selbstverständnis des Unternehmens: »Bei dm ist Nachhaltigkeit nicht nur ein unternehmerisches Ziel, sondern Teil des Selbstverständnisses. Wer aus eigener Initiative tätig wird und sich mit dem, was er tut, verbindet, handelt nachhaltig. Der Nachhaltigkeitsgedanke ist in der gesamten dm-Arbeitsgemeinschaft präsent.« Dagmar Glatz, ihres Zeichens Nachhaltigkeitsbeauftragte von dm-drogerie markt führte im Februar 2020 bei einer Pressekonferenz auf der Biofach- und Vivaness-Messe in Nürnberg, zu der Denttabs eingeladen hatte, folgendes aus:

»Ob beim Bau eines dm-Markts, bei der Gestaltung logistischer Prozesse oder den Abläufen in den einzelnen Ressorts – Ziel ist, die Dinge stets noch mehr im Sinne der Umwelt zu optimieren. Dabei verknüpfen sich einzelne Maßnahmen zu einem nachhaltigen Ganzen.«

Denttabs hatte den unkonventionellen Ansatz gewählt, die Verpackung in den Fokus zu stellen anstelle des Produkts und seiner Vorzüge. Nachhaltigkeitsexperten diskutierten daher weniger über die Sinnhaftigkeit der Denttabs-Zahnputztabletten, als vielmehr über die Nachhaltigkeit ihrer Verpackungen und die Bedeutung von umweltfreundlichen Verpackungen im Allgemeinen. Bekanntlich hatte alleine die Umstellung der Verpackung der Denttabs von der Plastikdose auf eine Papiertüte mit kompostierbarer Folie das erneute Entrée bei dm-drogerie markt verschafft.

> GÖTZ W. WERNER, dm-Gründer und Aufsichtsratsmitglied, zur Ausrichtung der Unternehmensgruppe im Nachhaltigkeitsbericht 2019/2020:
> »Jene Unternehmen, denen es in Zukunft gelingt, stets die Sinnfrage zu stellen, das Warum und Wozu mit Blick auf ihre Kunden und auf die Natur zu bedenken und entsprechend zu handeln, die werden auch in Zukunft gebraucht. Von den Menschen werden sie wie ein Freund angenommen. Mit Unternehmen, die ein sinnvolles Angebot bereitstellen und zugleich zu bewusstem Konsum anregen, werden sich die Menschen künftig verbinden wollen, diese Unternehmen machen den Unterschied.«

Es war sehr aufschlussreich, die Nachhaltigkeitsexpertin vom dm-drogerie markt, Dagmar Glatz, zu befragen.

Interview mit Dagmar Glatz

Zur Person:

Dagmar Glatz ist seit Mitte 2019 Nachhaltigkeitsbeauftragte des dm-drogerie-markt-Konzerns. Sie hatte 2004 an der Montanuniversität Leoben, Österreich, ihr Studium der Kunststofftechnik abgeschossen.

Bevor Dagmar Glatz ihre Tätigkeit bei dm-drogerie markt aufgenommen hat, war sie vier Jahre in einem Kunststoff verarbeitendem Unternehmen in verschiedenen verantwortlichen Positionen für die Automobilzulieferindustrie tätig. Davor war sie acht Jahre in einem Maschinenbauunternehmen für Kabelextrusion. Bevor sie die Leitung der Inbetriebnahmetechnik innehatte, war sie in der Forschung und Entwicklung aktiv. Bereits direkt nach ihrem Studium arbeitete sie global als verfahrenstechnische Inbetriebnahmetechnikerin.

Auch in ihrem Privatleben ist Dagmar Glatz, wie sie mir berichtet hat, stets auf der Suche nach Mitteln und Wegen, einen nachhaltigen Lebensstil zu leben und andere dazu zu inspirieren.

Wie definieren Sie Nachhaltigkeit von Produkten und Verpackungen?

Bei dm möchten wir unseren Kunden nachhaltigere Alternativen für einen bewussten Konsum bieten. Momentan arbeiten wir an der Entwicklung klimaneutralisierter Produkte für den Alltag. Produkte unserer dm-Marken mit kleinstmöglichem ökologischem Fußabdruck, die es jedem einfach machen, im Alltag klimafreundlicher zu handeln. Bei der Entwicklung sind wir im engen Austausch mit unseren Herstellpartnern und dem Institut für Technischen Umweltschutz der TU Berlin. Aber auch wir stecken viel Herzblut rein, damit wir nicht nur unsere Prozesse nachhaltig verbessern, sondern auch die dm-Marken übergreifend klimafreundlicher gestalten.

Wieso haben Sie sich für das Nachhaltigkeitsthema begeistert?

Ich bin auf einem kleinen Selbstversorgerhof in Österreich aufgewachsen. Einmal pro Woche sind wir zum Einkaufen gefahren. Meine Eltern hatten immer den Anspruch, langlebige Dinge zu kaufen. Das hat mich geprägt und ich versuche, das auch aktuell in meinen Alltag zu integrieren. Durch mein Studium der Kunststofftechnik habe ich den Wertstoff als sehr wertvolles Material kennengelernt. Es widerstrebt mir, Kunststoff zu entsorgen und ihn nicht in den Kreislauf zurückzuführen.

Warum sind Nachhaltigkeit und Plastikfreiheit für dm so wichtig?

Verpackungen haben viele wichtige Aufgaben, der Produktschutz hat dabei oberste Priorität. Denn die Produkte sollen unbeschädigt bei den Kunden ankommen. Wir bei dm beschäftigen uns seit 2008 strategisch mit der Optimierung unserer Verpackungen hin zu mehr Nachhaltigkeit und Ressourcenschonung.

Bei der Packmittelwahl versuchen wir, die Ökobilanz der Verpackung über den Gesamtlebenszyklus zugrunde zu legen. Viele unserer Produkte sind auch in Kunststoff verpackt, da dieser Werkstoff die Produkte sehr gut schützt und dünn verarbeitet werden kann. Das wirkt sich nicht nur in der Logistikkette vorteilhaft aus, sondern erfordert auch wenig Materialeinsatz. D. h., statt eines dicken und schweren Glases ist es für flüssige Produkte oft sinnvoll, dünnen leichten Kunststoff zu verwenden, der zudem auch nicht bricht.

Wie lernten Sie die Denttabs-Zahnputztabletten und A. Kaiser kennen?

Denttabs habe ich von einer Freundin als besonders nachhaltig verpacktes Produkt empfohlen bekommen und sogleich auch getestet. Seitdem bin ich Fan des Produktes. Die Zahnputztabletten haben eine sehr gute Reinigungswirkung und meine offenen Zahnhälse sind – seitdem ich damit putze – gar nicht mehr empfindlich.

Axel Kaiser habe ich auf dem BioKunststoff-Kongress in Berlin kennengelernt. Wir sind sofort in eine lebhafte Diskussion eingestiegen, ob die Verpackung tatsächlich nachhaltig ist.

Was begeistert Sie an diesem Produkt?

Ich bin tatsächlich Fan des Produktes, allerdings sehe ich noch Optimierungsbedarf bei der Verpackung. Es handelt sich leider um Holzfrischfaser mit einer Innenbeschichtung aus biologisch generiertem Kunststoff, dessen Basis Zuckerrohr aus Übersee ist. Ich würde es beispielsweise auch in einer transparenten recyclebaren Kunststofffolie kaufen.

Was bewog dm, die Denttabs zu listen, zumal die Eigenmarke Jahre zuvor gescheitert war?

Natürlich sind vergangene Listungen ein Indikator für den möglichen Erfolg oder Misserfolg eines Produktes. Allerdings muss man auch immer die Rahmenbedingungen und die Trends berücksichtigen. Wir haben den Anspruch, dass unser Sortiment immer aktuell und nach den Bedürfnissen unserer Kunden gestaltet ist. Und diese können sich im Laufe der Zeit nun mal wandeln. Vielleicht war unsere dm-Marke dontodent damals etwas zu früh gewesen.

Da wir eine verstärkte Nachfrage nach nachhaltigeren Produkten beobachten, können wir uns mit den Denttabs – die für uns eine nachhaltigere Alternative zur klassischen Zahnpasta sind – bei der Sortimentsgestaltung von anderen Händlern differenzieren.

Nachhaltigkeit war zum Zeitpunkt der Einlistung zwar noch nicht so medienwirksam, wie es zum Beispiel durch Fridays for Future geworden ist. Allerdings ist es uns, auch aufgrund unserer Haltung als Unternehmen, wichtig, sinnvolle nachhaltige Alternativen im Sortiment zu führen und unseren Kunden damit eine Auswahl zu bieten.

Wie erklären Sie sich den rasanten Siegeszug von Februar 2019 bis heute vor dem Hintergrund, dass dem Produkt zuvor nur mäßige Zuwachsraten beschieden waren? Was hat sich geändert?

Das Produkt an sich hat viele unserer Kunden überzeugt. Zudem erleben wir einen Wandel in der Gesellschaft, die sich viel intensiver mit dem Thema Nachhaltigkeit auseinandersetzt. So sind viele Kunden auf der Suche nach Alternativen, die aber die gleiche Produktleistung erbringen.

Welche drei oder vier Eigenschaften beschreiben Axel Kaiser aus Ihrer Sicht am besten?

Ich kenne Axel Kaiser erst seit Kurzem. Aber sobald wir uns treffen, kommen wir umgehend in einen sehr intensiven Austausch zu diversen Themen. Er ist ein vielseitig versierter Mensch, der offen und wissbegierig ist. Es macht Spaß, sich mit ihm auszutauschen.

Was geben Sie Denttabs als Empfehlung/Wunsch mit auf den Weg?

Ich wünsche Denttabs so viel Erfolg, dass sie die Tabletten in vielen verschiedenen Geschmacksrichtungen anbieten können. Dass die Tabletten wegen des positiven gesamtökologischen Effektes und nicht nur wegen #plastikfrei künftig gekauft werden. Darüber hinaus wünsche ich natürlich weiterhin viel Spaß in dem großartigen Team.

Liebe Frau Glatz, das war für mich sehr spannend. Vielen Dank für die vielen interessanten Einblicke und Erläuterungen.

5.4   Nachhaltigkeit bei Denttabs im Unternehmensalltag

Denttabs ist als Unternehmen schon seit Jahren auch intern so nachhaltig und umweltbewusst wie möglich unterwegs und versucht dabei, auch bei vermeintlichen Kleinigkeiten immer besser zu werden, sobald sich neue Optionen ergeben. Es handelt sich derzeit um folgende Aspekte:

- Öko-Strom
- ÖPNV-Tickets für Mitarbeiter
- Öko Reinigungsservice
- Recycling-Papier
- Graskartons für den Online-Shop
- CO_2-neutraler Versand für unsere Online-Shop-Kunden
- Bio-Obst
- SirPlus-Kiste (das Start-up SirPlus »rettet« überschüssige Lebensmittel)

CO_2 ist ein großes Thema. Hierzu ist anzumerken, dass die Denttabs-Zahnputztabletten CO_2-neutral sind. Aktuell beschäftigt sich Denttabs mit dem Produkt-CO_2-Fußabdruck, danach kommt der Firmen-CO_2-Fußabdruck unter die Lupe.

Axel Kaiser schaut gerne über den Tellerrand. Daher unterstützt Denttabs verschiedene Verbände, Vereine, Initiativen und Projekte. Das Unternehmen hat zudem die Initiative Kreislaufverpackung gegründet und baut diese gerade auf.

Axel Kaiser ist überdies wichtig, dass benachteiligte Menschen Chancen erhalten und rekrutiert daher Mitarbeiter über die Angestellten-Vermittlung der Berliner Behinderten Werkstätten.

5.5   Noch mehr Nachhaltigkeit durch die umweltfreundliche Bambus-Zahnbürste

Ein wichtiger Aspekt wurde bisher nicht ausreichend gewürdigt: Die super weiche Denttabs-Bambus-Zahnbürste. Das mag daran liegen, dass ich mich auch nach all den Jahren, in denen Axel Kaiser die Vorzüge von weichen Zahnbürsten immer wieder betont, mit selbigen schwertue. Er hat ja recht, polieren ist besser als nur putzen, doch ich mag sie trotzdem wegen der Weichheit nicht wirklich. Zudem liegt mir die Bambuszahnbürste nicht gut in der Hand, aber das ist reine Geschmackssache, eine Petitesse angesichts der Umweltfreundlichkeit.

Denttabs hat die Bambus-Zahnbürste nicht erfunden. Axel Kaiser hat sie jedoch sehr früh ins Sortiment aufgenommen anstelle der ultraweichen Kunststoffzahnbürste. Sie besteht mit Ausnahme der Borsten aus Bambus, einem Rohstoff, der unglaublich nachwächst. Seit einiger Zeit gibt es sie auch in einer Sondergröße für Kinder.

Falls Sie sich fragen, aus welchem Material die Borsten sind: Für die aktuellen Kunststoff-Borsten gibt es derzeit aus Hygienegründen noch keine Alternative, doch daran wird gearbeitet.

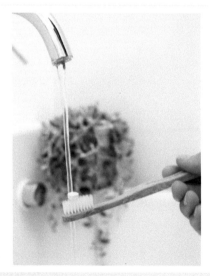

Abb. 14: Die Bambuszahnbürste

TEIL 4: Erfolgsgeheimnisse

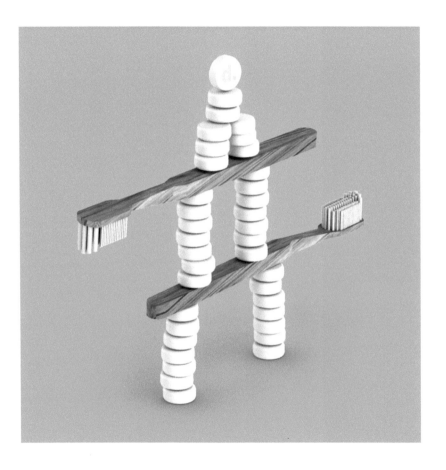

> Nur eines macht ein Traumziel unerreichbar: die Angst vor dem Versagen
>
> Paulo Coehlo

Ich halte es bei Erfolgsgeschichten und insbesondere bei denen von »Über-Nacht-Erfolgen« für wichtig, hinter das Produkt oder die Dienstleistung zu schauen und die Haltung des Gründers oder Unternehmers auf Konsistenz zu checken. Die Erfolgsgeheimnisse, um die es mir geht, sind das Wertesystem, das Mindset, die Prinzipien und Eigenschaften, die Erfolg begünstigen. Aufschlussreich ist auch die Orientierung an Vorbildern.

Nachdem ich viele Wegbegleiter befragt hatte, war es an der Zeit, Axel Kaiser selbst auf den Zahn zu fühlen, um sein Erfolgsrezept aus seiner Sicht zu ergründen. Obwohl wir uns schon sehr lange kennen und viele intensive Gespräche über die Denttabs und Zahngesundheit geführt hatten, schaute ich noch einmal ganz anders hin, stellte Fragen, die ich in Zeiten der Erfolglosigkeit nicht gestellt hätte, da ich sie zum damaligen Zeitpunkt nicht hätte stellen können.

Dazu traf ich mich mit Axel Kaiser in themenspezifischen Lounges. Ich lade Sie ein, sich zu uns zu gesellen und wünsche viel Kino im Kopf bei Gedankensplittern oder Gehirn-Ping-Pong zu:

- Werte
- Innovation
- Nachhaltigkeit – Plastikfreihei – Umweltfreundlichkeit
- Mindset
- Vorbilder
- Erfolgseigenschaften
- Unternehmertum

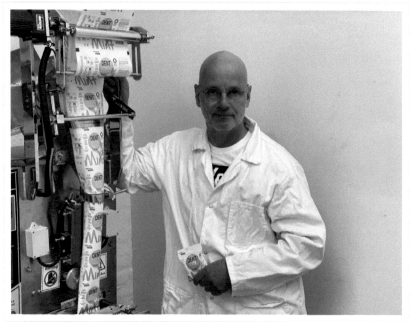

Abb. 15: Axel Kaiser an der Druckmaschine

Lounge für Sinnsucher und andere Ambitionierte

Es ist privat wie beruflich wichtig zu wissen, wie andere ticken, was sie antreibt, um sich auf sie einstellen zu können und sie besser zu verstehen. Man weiß eine Menge über einen Menschen, wenn man seine Werte, seine Einstellung und seine Vorbilder kennt. Ist ein Mensch halbwegs mit sich im Lot, lässt sich darauf sein Handeln zurückführen bzw. es erklärt sich daraus und straft vielleicht den bloßen Anschein Lügen.

Dabei sollten wir im Hinterkopf behalten, dass sich unsere Einschätzungen im Laufe des Lebens ebenso ändern, wie sich unsere Prioritäten verschieben, daher habe ich in den Interviews oft nachgefragt, ob etwas Bestimmtes schon immer so war. Wir kennen doch alle die Erkenntnis von John Lennon: »Leben ist das, was passiert, während du eifrig dabei bist, andere Pläne zu machen.« Das Zitat stammt aus dem Lied »Beautiful Boy (Darling Boy)«.

1 WERTE als Fundament

Wenn man die richtige Entscheidung treffen will, muss man wissen, welches die falsche ist. Und den anderen Weg furchtlos, und ohne zu zögern, überprüfen und sich dann entscheiden.

Paulo Coehlo, Auf dem Jakobsweg

Wer sich an Werten orientiert und sich seiner ureigenen Werte bewusst ist, hat einen starken Kompass auch oder gerade dann, wenn es nicht so läuft wie man hofft. Es folgt ein Gespräch mit Axel Kaiser zu Fragen, die wir uns alle stellen sollten: Was leitet uns im Leben?

Herr Kaiser, welchen drei Werten fühlen Sie sich am meisten verpflichtet?

Wenn man das so eindampfen will, gibt es nur einen Wert: RICHTIG. Der Wert heißt ›Richtig‹. Egal, was wir tun. Das ist die grundsätzlich andere Haltung im Geschäftsleben. Wenn etwas nicht richtig ist für die Gesellschaft etc., dann machen wir es nicht. Bei jedem neuen Thema wird zunächst diese Frage geklärt. So sie positiv beantwortet wird, kann man schauen, ob bzw. wie man damit Geld verdienen kann. Nicht anders herum. Die Gefahr ist zu groß, dass man sich von einem potentiellen wirtschaftlichen Erfolg korrumpieren lässt.

Wer definiert, was richtig ist?

Es ist in den meisten, allemal in den großen Fragen, im Grunde gar nicht so schwer, ›Richtig‹ von ›Falsch‹ zu unterscheiden: Nutzen/Wert für die Menschen/Nutzer auf der einen Seite, Schaden, den die Natur, unser aller Lebensgrundlage(!), im Gegenzug potentiell erleiden könnte. Und dieses ›Leid‹ gilt es, auf null zu bringen.

Wenn man »Richtig« zum Maß aller Entscheidungen machen kann und ich lebe (noch) in dem Luxus, das machen zu können, ist das natürlich sehr komfortabel. Damit entziehe ich mich nicht der Bewertung durch andere, ob das, was ich entscheide, tatsächlich richtig oder falsch ist. Auch erhebe ich nicht den Anspruch, immer richtig zu liegen. Sowohl intern als auch extern kommt es durchaus zu mitunter heftigen Diskussionen. Und auch das ist ja Teil von Denttabs, die Menschen dazu anzuregen, selbst über Themen nachzudenken und Entscheidungen eigenständig zu fällen. Und das lässt sich in praktisch jeder Facette wunderbar ausprobieren bzw. erleben.

So kritisiert die Deutsche Umwelthilfe zum Beispiel unsere nachweislich kompostierbare und dafür auch zertifizierte Denttabs-Tüte, weil sie zum einen nicht überall kompostiert wird und weil sie zudem keine Nährstoffe in den Kompost gibt. Den ersten Einwurf, also die Nichtverwertung durch die Mehrzahl der Kompostierer, sehe ich ehrlicherweise nachrangig als unser Problem, denn deren Prozesse könnten ohne Weiteres angepasst werden, zumal es ganz praktische Untersuchungen zur kurzzeitigen Verarbeitbarkeit aus jüngster Zeit gibt. Bei dem zweiten Aspekt stellt sich dann natürlich die Frage der Alternative. Sicherlich werden wir nicht zurückkehren zu erdölbasierten Materialien. Der einzige zumindest technisch umsetzbare Vorschlag war dann ein flaschenbasierendes Mehrwegsystem, das aber allein aus CO_2-Sicht etc. keine gangbare Alternative ist.

Ich verstehe, dass es für viele schwierig ist, Dinge sich entwickeln zu lassen. Wir haben gelernt, immer gleich die perfekte Antwort auf alle Fragen haben zu wollen. Und genau diese Haltung ist auch ein Thema, an dem wir arbeiten müssen. Also auch Zwischenschritte zu akzeptieren und zunächst die Chancen darin zu sehen statt das noch nicht perfekte daran zu bashen.

Das ist die ureigene DNA von Denttabs?

Interessanterweise war auch hier der Lernprozess andersherum: Nicht etwa ich habe dafür gesorgt, dass Denttabs für ›Richtig‹ steht, sondern die Erkenntnisse aus dem Umgang mit all den Themen, die durch Denttabs aufkamen, haben die ›DNA‹ immer weiter ›ent-wickelt‹. Die DENTTABS waren beispielsweise von Anbeginn nachhaltig. Ich nicht. Genau genommen waren es alle die Widerstände und die Ignoranz z. B. der Fachwelt oder auch der ›Investoren‹, die die Argumentationen lieferten.

2 Einzelne Werte im Fokus

Ich habe einzelne Werte unter die Lupe genommen und Axel Kaiser zu seiner Meinung befragt. Es geht um Verantwortung, Leistung und Qualität. Mich interessierte aber auch das Verständnis von Axel Kaiser zu Erfolg und Wachstum.

Doch sind das Werte im engeren Sinn? Wir werden sehen.

2.1 Verantwortung

Laut Gablers Wirtschaftslexikon online wird mit Verantwortung der Umstand bezeichnet, dass jemand gegenüber einer Instanz für sein Handeln Rechenschaft abzulegen hat. Der Begriff entstammt ursprünglich dem Rechtsbereich und wurde im christlichen Sprachgebrauch auch als Rechenschaftspflicht des Menschen gegenüber Gott oder dem eigenen Gewissen ausgelegt.

Herr Kaiser, was bedeutet für Sie Verantwortung des Einzelnen?

Für das eigene Handeln die Verantwortung zu übernehmen. Sich nicht damit herauszureden, dass andere (Religion, Politik o. ä.) am eigenen Versagen ›Schuld‹ sind. Das gilt sowohl im Arbeitsumfeld als auch im privaten. Aber auch als Bürger eines Landes und einfach als Mensch.

Wenn Leute z. B. im Job sagen, dass sie Verantwortung übernehmen wollen, dann habe ich mitunter den Eindruck, dass sie nicht wirklich wissen, was damit auf sie zukommt. Das sagt sich so leicht. Ich würde das nicht wollen. Ich kann als Unternehmensinhaber zu niemandem hinrennen, um zu heulen. Alleinige Verantwortung halte ich für gefährlich, ich würde daher immer versuchen, sie auf mehrere Schultern zu verteilen – nicht um mich davor zu drücken, sondern für bessere Ergebnisse durch mehr Einflüsse. Ich bin nicht gerne Skipper auf einem Schiff. Ich fahre gerne da mit und mache da auch alles, aber Skipper zu sein ist nur nett, wenn alles gut läuft, doch in einem richtigen Sturm mit so einer Nussschale … nein danke.

Ich möchte nicht, dass Menschen Denttabs benutzen, weil ich sie überzeugt habe, obwohl ich das sehr gut kann. Das soll nur der Grund sein, weshalb sie sie ausprobieren und sich damit beschäftigen. Dass sie Denttabs dauerhaft nutzen und damit ihr Leben umstellen mit den Tabletten statt der Paste, das sollten sie aus einer Erkenntnis tun und einem Verstehen, das Richtige zu tun. Das Wissen finde ich furchtbar wichtig.

Wie unterscheiden sich Verantwortung und unternehmerische Verantwortung

Es ist mir egal, ob ich Unternehmer bin, Angestellter oder privat. Man muss immer für alles Verantwortung übernehmen, was man tun. Man muss sich im Klaren darüber sein, was das eigene Tun möglicherweise für Konsequenzen hat.

Es ist unheimlich schwierig. Ich bin im Grunde nicht gerne Unternehmer. Vor allem bin ich nicht Unternehmer um des Unternehmerseins willen. Genau genommen bin ich andererseits aber auch in allem, was ich tue, Unternehmer. Es ist schwierig abzugrenzen. Wenn ich Mittelständler treffe, wie z. B. unseren Folienhersteller, da geht es bei ihm auch ums Machen. Das ganze Naturell ist darauf ausgerichtet. Es ist viel Leidenschaft vorhanden und die Leidensbereitschaft ist groß …

In beiden Begriffen steckt LEIDEN...

Wie nehmen Sie diese Verantwortung wahr?

Indem ich mich und mein Handeln immer wieder hinterfrage. Indem ich versuche, Teams aufzubauen, die unabhängig von mir agieren können.

Was ist wichtiger: Unternehmerische Freiheit – Unternehmerische Verantwortung

Das geht nur miteinander. Freiheit und Verantwortung sind untrennbar miteinander verbunden. Ich kann Freiheit nicht über Verantwortung setzen und Verantwortung darf auch die Freiheit nicht eingrenzen, was durchaus widersprüchlich ist. Bei jeder freien Entscheidung, die ich treffe, muss die Verantwortung immer dabei sein. Es geht ja nicht nur um mich, mein Persönliches. Meine Entscheidungen haben Konsequenzen für andere. Ohne Verantwortungsbewusstsein geht das gar nicht.

2.2 Leistung

Leistung, Erfolg und Verantwortung hängen zusammen und können durchaus in einem Spannungsverhältnis stehen. Leistung führt nicht immer zu wirtschaftlichem Erfolg. Der Brockhaus versteht allgemein unter Leistung den Grad einer körperlichen oder psychischen Beanspruchung sowie auch deren Ergebnis. Leistung in psychologischer Hinsicht ist laut Brockhaus körperliche oder psychische Betätigung innerhalb eines bestimmten Erwartungshorizontes (Performance) oder deren Ergebnis, das in speziellen Leistungstests erfasst und beurteilt werden kann.

Herr Kaiser, was verstehen Sie unter Leistung?

Die Bereitschaft zu lernen und sich einzusetzen, nicht leichtfertig aufzugeben, nur weil es Widerstand gibt. Das ist für mich mehr Leistung als einfaches Fleißigsein. Nicht der Erfolg, sondern die Bereitschaft sich dafür einzusetzen, macht für mich Leistung aus.

2.3 Qualität

In welcher Qualität man Dinge produziert oder Dienstleistungen erbringt, hat viel mit Werten zu tun. Das gilt umgekehrt auch für den Kunden – was bin ich mir wert? Das ist nur zum Teil eine Frage des Geldes: Lieber fünf Billig-T-Shirts aus Schadstoff belastendem Material oder ein teureres aus fairem Handel und schadstofffreier oder wenig belasteter Baumwolle?

Herr Kaiser, wie definieren Sie Qualität?

Das ist ähnlich wie ›Nachhaltigkeit‹ ein arg gebeutelter Begriff. Für mich ist Qualität immer diese Mischung: Ein Produkt muss vielen Fraktionen und Anforderungen gerecht werden. Es muss für den Anwender, den Produzenten und die Natur gut/›richtig‹ sein. Ich bin großer Freund von Cradle to Cradle (s. Begriffsverzeichnis). Prof. Braungart ist der geniale Kopf hinter diesem Konzept. Ich kann nicht verstehen, dass man immer noch nicht grundsätzlich alles so konstruiert, dass es entweder wiederverwendet (recycelt) oder über die Kompostierung (was ja genau genommen auch eine Art des Recycling ist) zurück an die Natur gegeben werden kann.

CRADLE TO CRADLE LAUT GABLERS WIRTSCHAFTSLEXIKON (ONLINE)

Entwickelt wurde das Konzept durch Braungart und McDonough. Es folgt dabei dem Grundgedanken, das Abfall gleichbedeutend mit Nahrung ist. Der »Cradle-to-Cradle«-Gedanke will das »Cradle-to-Grave«-Modell ablösen, in dem Stoffströme, die mit dem Produkt zusammenhängen, als unerwünschter Output in die Natur zurückgegeben werden, ohne je wieder für eine Nutzung vorgesehen zu sein und darüber hinaus die Umwelt mit Schadstoffen anreichern. Das Cradle-to-Cradle-Design zielt darauf, Verbrauchsgüter in einem biologischen Nährstoffkreislauf zu führen und Gebrauchsgüter in technischen Kreisläufen zu organisieren.

Ziele des Cradle-to-Cradle-Designkonzepts: die Intelligenz natürlicher Systeme, so z. B. die Effektivität des Nährstoffkreislaufs, für die Entwicklung neuer Produkte zu nutzen und eine friedliche Koexistenz von Wirtschaft und Natur zu ermöglichen.

Die Denttabs-Zahnputztabletten erscheinen im Vergleich zu Zahnpasta recht teuer

Nur auf den ersten Blick! Genau genommen sind Denttabs nicht ›teuer‹. Unsere Tütchen halten bei zweimal täglich einer Tablette zwei Monate bei einem Tütenpreis von 6 €. Unsere Händler sind frei, in der Festsetzung ihres Verkaufspreises. dm-drogerie markt und Rossmann verkaufen sie Beispielsweise beide für unter 5 €.

Eine typische Zahnpasta (75 ml) hält, so man die theoretisch ein Gramm pro Anwendung verwendet, die der Gesetzgeber seinerzeit angenommen hat, einen guten Monat. Und es ist vollkommen richtig, dass es sehr preisgünstige Zahnpasta gibt; und die leistet genau das Gleiche wie deutlich teurere Markenzahnpasta. Mit sehr wenigen Ausnahmen. Und doch werden zu ca. 70 % Markenprodukte gekauft – mit Tubenpreisen bis zu fünf oder mehr Euro. Für zwei Monate zahlen also ca. 70 % der Bevölkerung gerne zwischen 5 € und bis zu 10 €.

Dann gibt es Anwendende, die nur ganz wenig Zahnpasta verwenden, deren Tube also entsprechend länger hält. Auch das geht mit Denttabs. Man kann die Tablette ja auch einfach durchbrechen. Wir hatten sogar schon Fälle, bei denen

Anwendende sie gleich zwei Mal durchgebrochen haben. So hält unser Tütchen dann acht Monate. Zum gleichen Preis.

Inwieweit das der Zahnpflege zuträglich ist, muss natürlich jeder selbst entscheiden. Die eher typische Einwendung ist dabei aber, dass das gefühlt zu wenig ist … ;-)

2.4   Erfolg

Your time is limited, so don't waste it living someone else's life. Don't let the noise of other's opinions drown out your own inner voice.
And most important: have the courage to follow your heart and intuition. They somehow already know what you truly want to become.

Steve Jobs

Um Erfolg zu haben, musst Du den Standpunkt des anderen einnehmen und die Dinge mit seinen Augen betrachten.

Henry Ford

Menschen, die nur den Erfolg suchen, werden ihn nur selten finden, denn er ist kein Ziel an sich, sondern die Folge von etwas.

Paulo Coehlo, Die Schriften von Accra

Das Buch handelt von einer Erfolgsgeschichte, daher empfiehlt sich ein Blick auf den Begriff »Erfolg«, wie er gemeinhin verstanden wird, um daran das Erfolgsverständnis von Axel Kaiser abzugleichen. Natürlich weiß ich, dass Erfolg kein »Wert« im engeren Sinne ist, auch wenn dieser Begriff oft als solcher bezeichnet wird. Beruht das Handeln auf bestimmten Werten, spiegelt sich das jedoch auch in der Art des Erfolges wider.

Eines ist sicher: Wir alle wünschen uns Erfolg im Leben und im Beruf, für manche ist das untrennbar miteinander verbunden. Doch jeder versteht etwas anderes unter Erfolg, selten ist er in rechnerischen Größen messbar. Laut Brockhaus online wird unter Erfolg ein positives Ergebnis einer Bemühung, das Eintreten einer erstrebten Wirkung verstanden. Von der psychologischen Seite her betrachtet ist Erfolg das Erreichen eines angestrebten Ziels. Das Erfolgserlebnis hängt weniger von der absoluten Höhe der Leistung als von ihrer Übereinstimmung mit den selbst gesetzten Erwartungen und von einer Bestätigung durch die Umwelt ab. Gablers Wirtschaftslexikon online definiert Erfolg als das i. d. R. in monetären Größen erfasste bzw. ausgedrückte Ergebnis des Wirtschaftens, ermittelt durch Erfolgsrechnung. Da es sich bei Axel Kaiser um einen Unternehmer handelt, ist auch der Begriff des Erfolgspotentials spannend. Er stammt aus dem strategischen Management und beschreibt die Fähigkeit, dauerhafte Erfolge zu erzielen – Gablers Wirtschaftslexikon. Es geht also um Nachhaltigkeit von Erfolg.

Lieber Herr Kaiser, was ist Erfolg für Sie?

Die Definition von Erfolg fällt mir schwer. Es gibt verschiedene Kategorien von Erfolg. Es gibt den ganz normalen wirtschaftlichen, finanziellen Erfolg.

Für mich ist es schon auch ein Erfolg, festzustellen, dass das, was ich mache, wirtschaftlich nach klassischen Kriterien Sinn macht. Insofern habe ich fast 20 Jahre eine Idee verfolgt, die ohne Erfolg war.

Für mich persönlich ist der inhaltliche Erfolg der eigentliche Antrieb. Ich muss sehen, dass das, was ich tue, einen echten Nutzen bringt. In einem Produkt muss immer ein Sinn stecken. Die 500ste Zahnpastavariante wäre es nicht. Es ging mir auch nie darum, Zahnpasta zu machen. Es ging mir darum, etwas zu ersetzen, was offensichtlich falsch ist.

Hat sich Ihr Verständnis von Erfolg seit der »erfolglosen« Zeit bis zum Erfolgssprung 2019 gewandelt?

Der ursprüngliche Gedanke war ein zweites wirtschaftliches Standbein. Der inhaltliche Aspekt kam erst später dazu. Wäre es nur Teil eins gewesen, hätten wir längst aufgegeben.

Was war der Auslöser für den inhaltlichen Aspekt?

Er kam mit den Erkenntnissen aus den oft erstaunlichen Rückmeldungen von Denttabs-Nutzern. Keine Verfärbungen mehr, keine empfindlichen Zahnhälse mehr, kein Zahnfleischbluten mehr.

Das machte mich stutzig.

Was wäre für Sie der größte Erfolg?

Wenn die Menschheit lernte, zu verstehen, und aus dem Verstehen heraus zu handeln. Der Hintergrund bei Denttabs ist: Wenn richtig schon immer falsch war. Und Denttabs ist nur ein Beispiel. Ein Beispiel, an dem man lernen kann, über das, was man tut, nachzudenken und eine eigene Entscheidung zu treffen. Das ist das, was mich umtreibt. Der geschäftliche Teil, also das Verkaufen von Zahnputztabletten, ist im Grunde nur der Träger.

Denttabs ist diese unfassbare Chance, in einer ganz praktischen Kategorie, die jeden betrifft, Frau, Mann, Kind, Rentner, Katze, Hund, die frei von Religion und politischer Einstellung ist, das eigene Denken ganz praktisch auszuprobieren. Nicht glauben, sondern verstehen und aus dem Verständnis heraus zu handeln. Das ist das, was ich eigentlich erreichen will.

Mit dem Kopf durch die Wand würde mir als Buchtitel gut gefallen …

Vielleicht. Es geht schon darum, eine Wand zu durchbrechen. Aber man kann natürlich auch einfach um die Wand herumgehen. Das ist leichter, um zu sehen, was hinter dieser Wand ist, vor der wir alle stehen.

Dass die Denttabs Zahnpasta vom Markt verdrängen können, sehen Dr. Eifler und Prof. Gängler anders, weil das Zähneputzen mit Zahnpasta über Generationen antrainiert ist.

Von Generationen würde ich nicht sprechen. Genau genommen beginnt der eigentliche ›Siegeszug‹ der heute bekannten Zahnpasta erst in den 1960er-Jahren, als Karies ein so großes Problem war.

Die Erfolgsquote ist ein Wachstum von 1000 % in kaum eineinhalb Jahren. OK, die Basis war ja auch nicht sooo groß … ;-) Aber die Nachfragen und Kommentare von Leuten, die in dieser Zeit dazugekommen sind, und alle von der Zahnpasta kommen: »Ja, es ist ungewohnt, doch es ist so toll.«

Unser ›Vertriebsproblem‹ ist im Kopf. Das antrainierte Wissen. Aber das kann man ändern. Und mit jeder und jedem Einzelnen, der aus Überzeugung sein Verständnis für ›richtige‹ Zahnpflege seinem neu erlangten Wissen anpasst, kommen wir dem Kipppunkt näher, nach dessen Überschreiten Zahnpasta zu Geschichte wird.

Das ist inzwischen keine Vision oder bloße Hoffnung mehr, sondern nur noch eine Frage der Zeit.

The illiterate of the 21st century will not be those who cannot read and write, but those who cannot learn, unlearn, and relearn.

Alvin Toffler, Autor und Futurist

Hatten Sie auch negative Rückmeldungen?

Ich jedenfalls erinnere mich noch gut, dass ich vor Jahren der Countermanagerin einer Luxuskosmetikmarke im KaDeWe Denttabs-Proben gegeben hatte. Als ich Wochen später nachfragte, wunderte ich mich sehr. Sie war blank entsetzt, weil sie meinte, von den Zahnputztabletten Zahnfleischbluten zu bekommen. Das war natürlich Unsinn. Sie hatten mir erklärt, dass in Zahnpasta ein Stoff ist, der Blut entfärbt, sodass die Dame das Zahnfleischbluten – von ihr unbemerkt – schon zuvor hatte.

Ja, das ist Titandioxid (s. Begriffsverzeichnis) – ein Weißmacher, den viele eher aus Wandfarbe kennen. In Zahnpasten dient er dazu, dem Nutzer auch beim Ausspülen ein sauberes Gefühl zu geben, indem möglichst alles Farbige mit Weiß überdeckt wird. So wird leichtes Zahnfleischbluten überdeckt. Wir können nicht feststellen, dass in Titandioxid etwas Heilendes enthalten ist …

Solchen Unfug haben wir ›natürlich‹ nicht in Denttabs, zumal völlig unklar ist, wie viel von dem Titandioxid über die Schleimhaut ins Blut übergeht und was es dann im Körper anrichtet. Regelmäßig gibt es auch Diskussionen im Umfeld von Sonnenschutz, bei denen es Sorgen gibt, dass Titandioxid in die obere Hautschicht eindringt.

Die gute Nachricht ist aber, dass das Zahnfleischbluten typischerweise nach wenigen Tagen mit Denttabs aufhört.

Doch Sie fragten nach negativen Rückmeldungen – die gab es, jedoch nicht bezüglich der Wirkung. Das hatte eher mit Geschmacks- und Anwendungsvorlieben zu tun: zu krisselig, zu anstrengend, der Schaum fehlte sich machen … was der eine toll findet, stört vielleicht einen anderen, wie das bei allen Produkten der Fall ist.

2.5   Wachstum

Ob Wachstum ein Wert ist, lässt sich nicht pauschal beantworten. Ist Wachstum Teil des Erfolgs, gilt das dort Gesagte – dieser ist kein Wert. Persönliches Wachstum und das Streben danach halte ich allerdings schon für einen Wert. Wie auch immer: Wachstum heißt nicht zwingend, Erfolg zu haben. Doch ohne ein bestimmtes Wachstum kann ein Unternehmen nicht ökonomisch erfolgreich sein, wenn es ansonsten die Schallmauer zur Rentabilität und zur Auskömmlichkeit nicht durchbricht. Wachstum verändert Konditionen an Markt, ermöglicht Einkäufe zu anderen Margen.

Was bedeutet für Sie persönliches Wachstum?

Ganz grundsätzlich? Dazu sollten wir uns vielleicht mit Menschen zusammentun, die sich ausführlichere Gedanken dazu gemacht haben. Für mich persönlich hat es viel damit zu tun, was ich nicht nur an Details im Leben gelernt habe, sondern welche Schlüsse ich für mein Leben daraus gezogen habe; wie ich das erlangte Wissen in zukünftige Entscheidungen eingebaut habe und einbauen werde, aber auch im Nachhinein bereits gezogene Entschlüsse und Taten habe überprüfen können. Und dieser Prozess endet voraussichtlich nie.

Auch bei der Beurteilung von Handlungen anderer interessiert mich fast immer mehr, wie sie zu dem Schluss gekommen sind, eine Entscheidung zu fällen, also diese Entscheidung als solche. Das gilt sowohl bei aus meiner Sicht positiven wie auch negativen Entscheidungen.

Und auch daraus lernen Sie?

Unbedingt! Mir geht es da wie vielen anderen auch. Sich nur in den eigenen Themen, in der eigenen Blase zu bewegen, verengt den Blick. Ich lerne immer wieder viel gerade auch durch meine Arbeit als Vorstand beim Bundesverband nachhaltige

Wirtschaft (ehemals UnternehmensGrün – Verband der nachhaltigen Wirtschaft). Hier treffe ich immer wieder auf die unterschiedlichsten Fachleute aus den unterschiedlichsten Themenkreisen.

Sehr inspirierend und ermutigend ist auch der Kontakt zur Fridays-Bewegung (der Bundesverband nachhaltige Wirtschaft ist Initiator der Fraktion ›Entrepreneurs for Future‹), sowohl inhaltlich als auch was die mitwirkenden Personen angeht. Die Aktivistinnen und Aktivisten auf der eine Seite, aber auch die sie unterstützenden Fachleute, Wissenschaftlerinnen und Wissenschaftler auf der anderen Seite.

Endlich finden die Themen, für die so viele kleine Gruppen, auch wir von Unternehmensgrün, seit Jahrzehnten kämpfen, eine breite Öffentlichkeit. Und das mit echten, messbaren Folgen. Sowohl endlich auch in der Politik (auch wenn hier leider immer noch das vorrangigere Motiv die nächste Wahl ist) als auch in der realen Wirtschaft, die insbesondere im Mittelstand zumeist schon deutlich weiter ist als »die Politik« und so manche »Wirtschaftsverbände« der Öffentlichkeit weißmachen wollen.

Wie sehen Sie die heutige Jugend in diesem Kontext?

Es ist sehr, sehr ermutigend und geradezu inspirierend zu sehen und zu hören, wie sich Jugend heute immer stärker politisch engagiert. Was zunächst wirkte wie ein kurzes Aufbegehren, ist mittlerweile eine feste Institution geworden. Zwar ist Luisa Neubauer die Ikone, die jeder kennt, aber es sind unfassbar viele mehr, die mit Wissen und hohem persönlichen Einsatz dafür gesorgt haben und weiter, trotz Corona, dafür sorgen, dass insbesondere das Thema Klima, aber auch soziale Gerechtigkeit und mehr lange verschleppte Themen immer wieder auf den Tisch kommen. Und das mit Erfolg!

Als ›meine‹ Generation in dem Alter war, schien zum einen die Welt in Ordnung und zum anderen war selbst für die, die sich informieren wollten, die Beschaffung von Informationen schwer bis unmöglich.

Wir müssen dazu verstehen, dass wir Kinder derer waren, die die Zeit der Nazis als Kinder erlebt haben, einen Krieg erlebt haben (der ein Leben lang in ihnen wirkte bzw. immer noch wirkt) und sich an dem Aufbruch und den ›Erfolgen‹ der sogenannten Wirtschaftswunderzeit festhielten. Fragen oder gar hinterfragen war nicht sehr populär. Erst Ende der 1960er-Jahre begann der Versuch eines Aufbegehrens, in den 1970ern gab es erste Umweltaktivisten, Atomkraftgegner und irgendwann traten die

›Grünen‹ auf die politische Bühne. Aber die Nachwehen der Nazizeit waren immer noch unglaublich stark.

Die jetzt heranwachsende Generation hat es da besser, weil sie aus einer vergleichsweise stabilen Situation zu neuen Ufern aufbricht mit einem eigenen Bewusstsein, mit materiellen Möglichkeiten, die keine Generation vor ihnen hatte, und insbesondere mit der Verfügbarkeit des praktisch gesamten Wissens der Welt in der Hosentasche und einer globalen Kommunikationsmöglichkeit. Und sie weiß all dies perfekt zu nutzen.

Doch mit der heutigen Informationsflut muss man erst einmal klarkommen.

Genau. Wir Alten müssen lernen(!) all die Informationen zu nutzen. Die junge Generation lernt das von klein auf.

Herr Kaiser, Denttabs wächst kontinuierlich weiter. Haben Sie Ihr Ziel erreicht?

Die Frage ist, was ist das Ziel bzw. was sind die Ziele. Das Ziel, Denttabs bekannt und, auch nach klassisch wirtschaftlichen Kriterien, ›erfolgreich‹ zu machen, ist bei weiter kontinuierlichem Wachstum weitestgehend erreicht. Was noch fehlt, ist der eher grundlegende Ansatz, der hinter Denttabs steckt. Und hier kommt #wennrichtigschonimmerfalschwar ins Spiel. Also die tiefere Erkenntnis, dass wir auch in vielen anderen Bereichen Dinge tun bzw. nicht tun, obwohl wir selbst uns gar nicht bewusst dafür oder dagegen entschieden haben. Da gibt es noch viel zu tun.

Was fällt Ihnen zu geschäftlichem Wachstum ein? Sie sagten einmal: Wachstum kann töten.

Ja, Erfolg auch. Wachstum bedeutet noch nicht per se Erfolg. Das ist wie der Unterschied zu Umsatz und Gewinn. Wachstum kann tatsächlich tödlich sein. Ich persönlich möchte unternehmerisch nicht unendlich viel wachsen. Ich möchte keinen Konzern betreuen müssen. Ich habe Interesse an großen Ideen. Und ich habe auch Interesse, große Sachen zu verändern. Ich hätte auch kein Problem, einen großen Konzern mit unseren anarchischen Ideen zu infiltrieren.

Und würden ganz schnell kaltgestellt …

Das werden wird sehen … ;-)

3 Prinzipien

Ein Prinzip ist der Maßstab des Handelns, der einen Menschen leitet oder auch der Grundgedanke, auf den eine Organisation oder ein Projekt aufbaut. Prinzipien zu haben und an ihnen auch bei Schwierigkeiten festzuhalten, ist nicht immer bequem.

Herr Kaiser, welchem Prinzip folgen Sie?

Immer das Richtige tun, egal wie groß der Widerstand ist, sonst macht man zu viele Kompromisse. Bei den Denttabs zeigt sich jetzt nach vielen Jahren der Durststrecke, des Dranbleibens und Kämpfens, dass, wenn man das Richtige tut, mir der Erfolg recht gibt – auch in finanzieller Hinsicht.

4 Vorbilder und Mentoren

Lieber Herr Kaiser, hatten Sie Vorbilder oder Mentoren?

Ich hätte gerne ein Vorbild, einen Lehrer oder Mentor gehabt. Aber in der Welt, aus der ich komme, gab es für mich niemanden, der in solchen Kategorien dachte, in die ich immer wieder hineinstolperte. Auch wenn es mir manches sicher erleichtert hätte, so ist es im Nachhinein auch ein Vorteil, dass ich mir jedes Thema tatsächlich Stück für Stück alleine erarbeiten musste. Ich musste immer wieder aufs Neue mich und meine Gedanken auf Plausibilität hinterfragen. Das trainiert.

Über die Jahre lernte ich aber immer wieder interessante Menschen kennen, die vielleicht nicht immer für meine Ziele, aber auf einer Metaebene interessant waren, und von denen ich viel über z. B. Haltung, aber auch über Egoismen und Rückgratlosigkeit gelernt habe.

5 Innovationslounge

Fossiles Denken schadet noch mehr als fossiler Brennstoff.
Themenpostkarte zur Nachhaltigkeit, Bank Sarasin

Wie kommt das Neue in die Welt? Es gibt nicht den einen Weg. Innovatives schaffen eigenbrötlerische Einzelgänger, die Tüftler, ebenso wie gemischte, interdisziplinäre Teams, die zur Problemlösung antreten. Für alle gilt: Sie müssen dranbleiben, wenn es schwierig wird und sie nicht wissen, ob das Pferd, das sie reiten, schon tot ist. Häufig entsteht Innovation durch das Scheitern von Ideen. Ein großer Innovationstreiber ist Unzufriedenheit mit dem Status quo.

Ob Innovationskraft ein Wert ist, bezweifele ich, da Innovationen zu Positivem und Negativem führen können – oder zu beidem: Was dem Innovator nutzt, schadet womöglich der Gesellschaft, einzelnen Gruppen oder einzelnen Personen. Für sich betrachtet ist zumindest die Fähigkeit, sich weiter zu entwickeln und Neues zu schaffen, erst einmal positiv und eine wichtige Unternehmereigenschaft.

5.1 Was ist Innovation?

Innovation ist nicht »nice to have«. Innovation ist unverzichtbar für das Wachstum und das Wohl von Gesellschaften. Doch Innovation ist ein junger Begriff. 1915 stand er erstmals im Rechtschreibduden. Mittlerweile ist er nahezu zu einer Worthülse verkommen. Duden-online versteht unter Innovation in der Wirtschaft die Realisierung einer neuartigen, fortschrittlichen Lösung für ein bestimmtes Problem, besonders die Einführung eines neuen Produkts oder die Anwendung eines neuen Verfahrens. Grundlegendes erfahren Sie im Buch »Innovation – Streitschrift für barrierefreies Denken« von Wolf Lotter, das ich wärmstens empfehle.

Mich selbst beschäftigt das Thema Innovation seit vielen Jahren. 2015 gründete ich gemeinsam mit meinem damaligen Partner zur Abrundung des Service-Angebots unserer wirtschaftsrechtlichen Anwaltskanzlei das Beratungsunternehmen »Konzept & Innovation Consulting Coaching«. Der Firmenname sollte die Idee dahinter vermitteln. »Konzept« drängte sich auf, da wir immer wieder feststellten, dass auch kluge Menschen häufig ohne genaue Vorstellungen unterwegs sind. Doch ohne gut durchdachte Konzepte ist die Gefahr des Scheiterns groß. Innovation war als zweiter Schlüsselbegriff eine perfekte Ergänzung: Ohne Konzept entsteht allenfalls eine Innovation, die dem Zufall zu verdanken ist.

Dem Zufall sollte man sich allerdings weder geschäftlich noch privat ausliefern. Das heißt nicht, dass man sich nicht an Zufallsfunden erfreuen dürfte. Amerikaner bezeichnen sie als Ausfluss von Serendipity. Doch selbst Zufallsfunde macht nur der, der auf der Suche ist. Es ist wie bei den Musenküssen: Die Musen küssen nur den, den sie beim Arbeiten antreffen.

Was wir gemeinhin als Innnovation bezeichnen, ist häufig nur eine Weiterentwicklung eines Produktes, einer Dienstleistung. Ich liebe mein iPad, aber letztlich ist die dortige Möglichkeit, sich Notizen zu machen, nichts anderes als ein Ersatz für einen Schreibblock, ein Heft, nur eben mit digitalem Hintergrund. Okay, eines das auch fotografieren und E-Mails versenden kann. Vollständig neue Kreationen wie der Dieselmotor sind selten. Doch sie revolutionieren die Märkte. Und mehr noch: Sie verändern die Gesellschaft.

Disruption war laut FAZ das Wirtschaftswort des Jahres 2015. Duden-online bietet als Synonym für »disruptiv« die Adjektive »zerrüttend«, »zerreißend«, »durchschlagend«. Im militärischen Kontext bedeutet disruptiv auch »brisant« oder »hochexplosiv«. So verwenden es viele Manager: Disruption ist Revolution. Innovation wirkt demgegenüber fast klein und bieder. Gemeint sind Ideen, die eine Branche, eine Industrie, den Markt schlagartig verändern.

Am Beispiel der Beleuchtung lässt sich Disruption gut verdeutlichen: Gaslampen verdrängten Öllampen, diese wurden ihrerseits durch die Glühbirne ersetzt, darauf folgten Leuchtstofflampen und nun sind wir bei LED. Disruption bedeutet: Alte Unternehmen gehen unter, die neu aufgetauchten nehmen sich alles. Viele dieser Eroberer kommen aus Kalifornien: Apple, Google, Facebook. Und auch die nächste Generation wie Airbnb, Netflix und Uber ist dort beheimatet oder hat dort Niederlassungen. Silicon Valley ist für die meisten der Inbegriff von Innovation, der Ort, an dem die Zukunft gestaltet wird. Visionen, Preise, Unternehmenswerte wachsen dort ins Unermessliche. Immer höher, immer schneller, immer weiter.

5.2 Innovationskompetenz

Der vernünftige Mensch passt sich der Welt an; der unvernünftige versucht beharrlich,
die Welt sich anzupassen. Deshalb hängt aller Fortschritt vom Unvernünftigen ab.
George Bernhard Shaw, Irischer Dramatiker und Literaturnobelpreisträger

Curiosity is the thing that sparks a step into an adventure.
Annie Lennox

Wären wir nicht alle gerne innovativ? Doch was genau macht Innovative wie Elon Musk und Steve Jobs so attraktiv? Was machen sie anders? Wie ticken sie? Der erste Schritt zur Innovation ist, ein Problem zu erkennen und sich auf die Suche nach der Lösung zu begeben. Innovationskompetenz ist Problemerkennungskompetenz. Mein persönlicher, nie entthronter Lieblingsinnovator ist »Macgyver«, der smarte Held einer Fernsehserie. Er war in der Mischung aus Geheimagent, Abenteurer und Nothelfer ein Wunder an Findigkeit und Kult in den 1990er-Jahren. Mit einer Büroklammer, einem Bindfaden und einem Kaugummi rettete er schon mal die Welt. Das Schweizer Taschenmesser nicht zu vergessen.

Unter Innovationskompetenz verstehe ich den Mut und die Fähigkeit, bisherige Ansätze zu hinterfragen, Neues zu wagen, Risiken einzugehen und kreative Lösungen zu suchen und umzusetzen. Ebenso wichtig ist die Lust am Lernen, genauer am lebenslangen Lernen. Jeder kann innovativ sein, nicht nur besonders Privilegierte, Genies gar wie Albert Einstein. Man muss die Innovationskompetenz allerdings zur Entfaltung bringen. Und wie bei allem gilt: Dem einen gelingt es mehr, dem anderen weniger. Doch eines ist sicher: Man kann die Innovationskompetenz trainieren. Arbeitgeber können sie durch geeignete Maßnahmen zusätzlich fördern. Es geht nicht nur um bahnbrechende Erfindungen. Es geht auch um »kleine« Innovationen im Job, die uns den Alltag enorm erleichtern – Vereinfachungen von Prozessen, innovative Präsentationsformen oder neue Formen der Begegnung zum kreativen Austausch wie Zoom.

Der Gedanke, dass jedes Problem ein noch nicht gegründetes Unternehmen ist, gefällt mir. Das grundlegende Problem der Zahnpflege erkannte Prof. Gängler. Die Kaiser Brüder schufen das zugehörige Unternehmen.

5.3 Innovationsverständnis von Denttabs

Wie innovativ Denttabs in zweifacher Hinsicht ist, brauche ich nicht mehr ausführlich zu wiederholen, sondern fasse es in zwei Sätzen zusammen: Die Denttabs-Zahnputztabletten sind eine minimalistische, hochwirksame Alternative zu Zahnpasta. Sie werden in einer innovativen umweltfreundlichen Verpackung angeboten, die einen Unterschied macht. Axel Kaiser hat denn auch ein klares Verständnis von Innovation.»Zur Innovation gehört erkennbare Verbesserung. Sie muss den Menschen dienen, vielleicht kann man es auch Gemeinwohl nennen. Seit Langem bin ich ein Fan von ›Cradle to Cradle‹, d.h. keine Dinge zu produzieren, wenn nicht geklärt ist, wie sie möglichst umweltfreundlich entsorgt werden können.«

5.4 Innovationsfördernde Eigenschaften

Der einzige Aktivposten einer Gesellschaft ist die menschliche Imagination.

Bill Gates

Innovatoren und Kreative allgemein – egal ob selbstständig oder angestellt – zeichnen sich durch besondere Eigenschaften aus:
- Neugier,
- Optimistische Grundhaltung,
- Freude am Entdecken,
- Staunen können,
- Leidenschaft,
- Begeisterungsfähigkeit,
- Fantasie,
- Selbstvertrauen,
- Mut, mit Regeln und Mustern zu brechen.

Innovative Menschen beobachten interessiert, lassen Gedanken fließen und sich inspirieren. Sie nutzen Intuition und probieren aus. Überzogene Absicherungsmentalität ist ihnen fremd. Stars wie Madonna und Lady Gaga erfinden sich ständig neu. David Bowie war der männliche Großmeister der steten Veränderung. Viele der genannten Eigenschaften schreiben Weggefährten auch Axel Kaiser zu.

6 Mindset und Ansporn

Bronnie Ware »The TOP Five Regrets of the Dying«, mindful.org/noregrets
No 1. I wish I'd the courage to live a life true to myself, not the life others
expected …

Eine oft gestellte Frage lautet: Was macht Erfolgreiche erfolgreich? Der Schlüssel zum Verständnis sind die Eigenschaften, die sie ausmachen. Sie entscheiden, wie sie mit Chancen und Herausforderungen umgehen.

6.1 Fünfzehn Eigenschaften erfolgreicher Menschen

Werfen Sie bitte einen Blick auf diese Aufstellung, über welche 15 Eigenschaften die erfolgreichsten Menschen verfügen. Ich hatte sie vor einiger Zeit im Web gefunden und insofern für interessant befunden, als einige Punkte dabei sind, die man in vergleichbaren Übersichten nicht findet. Leider ging der Verfasser verschütt, sodass ich ihn oder auch sie nicht nennen kann. Wer ihn kennt, möge mir einen Hinweis schicken.

1. anteilnehmend
2. gute Manieren
3. selbstbewusst
4. aufrichtig
5. selbstlose Geber (unselfish givers)
6. Autodidakt
7. gute Netzwerker
8. bescheiden und freundlich
9. hart arbeitend
10. diszipliniert
11. pragmatische Optimisten
12. teilen die Anerkennung
13. offen
14. widerstandsfähig
15. sie machen sich Notizen

Gestatten Sie die persönliche Zwischenfrage: Was davon trifft auf Sie zu?

6.2   Der Blick hinter die Kulissen: Was macht Axel Kaiser aus?

Ich habe Familienmitglieder, Geschäftspartner und Weggefährten bei den Interviews als letzten Punkt befragt, welche drei vier Eigenschaften Axel Kaiser am besten umschreiben. Es gibt viele Facetten, denn jeder schaut aus seinem Blickwinkel und setzt dort Prioritäten, wo die eigenen geschäftlichen oder sonstigen Berührungspunkte liegen. Doch es gibt sehr viele Überschneidungen bei den Zuschreibungen, sodass ein sehr klares Bild entsteht. Ich möchte Ihnen die Gegenüberstellung nicht vorenthalten. Holen Sie sich einen Kaffee, Smoothie oder Cocktail und lernen Sie Axel Kaiser näher kennen.

* **Erkenntnisse der beiden Zahnheilkundigen**

Im Hinblick auf die Produktgeschichte der Denttabs-Zahnputztabletten kennt das Dream-Team bestehend aus dem Doktorvater Prof. Gängler und dem Doktoranden Eifler Axel Kaiser von Beginn an. Er begleitete sie, bei der Suche nach der Antwort zur Frage, ob ein Zahnpflegemittel ohne Zusatz von Wasser hergestellt werden kann:

Axel Kaisers Eigenschaften aus Sicht von Prof. Dr. Peter Gängler (Doktorvater von Dr. Hendrik Eifler)
1. Er gibt nicht auf und hängt an einer Idee, die wissenschaftlich bewiesen ist. Er kämpft für sie wie ein Bär.
2. Er kann wundervolle Grünkohlessen zelebrieren und sich damit Netzwerke schaffen von Gleichgesinnten, die – lassen wir den Grünkohl weg – bis in die Naturkosmetik gehen, und er lebt seine Idee tatsächlich.
3. Axel Kaiser ist ein ehrlicher Kaufmann. Das ist im Grunde das schöne deutsche Wort, wie man Unternehmer bezeichnen kann. Er zieht niemanden über den Tisch. Er hält das, was er verspricht. Er produziert mit hohem Engagement und einer wahnsinnig strengen Gütekontrolle. Wenn ein Dienstleister bei der Tablettenherstellung diese Güte nicht einhalten kann, sucht er sich einen besseren.
4. Er ist ständig auf der Suche nach neuen Ideen rund um Denttabs.

Die Einschätzung der Eigenschaften von Axel Kaiser von Dr. Hendrik Eifler, Zahnarzt und einstmals Doktorand
1. Axel Kaiser führt alle und alles zusammen. Sein sprichwörtliches Organisations- und Koordinierungsvermögen hat mir bei der Promotion etliches an Zeit und Wegen gespart.

2. Er saugt Ideen wie ein Schwamm auf und setzt sich mit ihnen intensiv auseinander.
3. Er ist sehr offen für anderes, Neues.

- **Was sagt die Familie zu den Eigenschaften von Axel Kaiser?**

Matthias Kaiser, Geschäftsführer proDentum®, Mitgründer Denttabs – älterer Bruder
1. Mein Lieblingsbegriff ist, der zwar negativ klingt, aber positiv gemeint ist: Dass er ein Dickkopf ist. Da würde er auch nicht widersprechen. Axel ist jemand, der sagt: »Das, was ich denke und weiß, ist das Richtige.«
2. Er ist ein absolut hilfsbereiter Mensch. Wenn man ihn morgens um fünf anruft und ihm sagt, ich stehe am Flughafen und hier fährt kein Taxi, dann setzt er sich ins Auto und holt einen ab. Ich kenne keinen Menschen, der hilfsbereiter ist.
3. Axel braucht nichts für sich, er hat keinen Bedarf daran, sich mit Sachen zu schmücken. Er ist uneitel: Er braucht kein großes Auto, das interessiert ihn nicht. Diese weltlichen Dinge – er freut sich vielleicht daran, aber sie sind kein Antrieb.
4. Dass er ein Visionär ist, hatte ich schon gesagt. Er hieß bei uns in der Familie »Faxel« statt Axel, das kam von Fax. Er hat sich immer für Technik interessiert. Das Erste, was er brachte, war ein Fax, als er zu mir zog. Er hat ja auch mit Computern gearbeitet.
5. Axel hieß bei uns in der Familie neben »Faxel« auch »Dozel«, weil er immer doziert hat. Er entdeckt etwas, er liest etwas, dann erzählt er einem endlos davon, als wenn er das erfunden hätte. Ich nenne das immer wissenschaftliches Halbwissen, wenn er das nicht selbst erforscht hat. Da kabbelt er sich z. T. auch mit Dr. Eifler, der ihn dann korrigiert oder auf etwas hinweist, dass er nicht kennt oder nicht beachtet hat.
6. Axel hat eine bildhafte Sprache und die Menschen sitzen da und freuen sich. Er überzeugt alle. Er verinnerlicht die Dinge. Liest er etwas über eine Elektrobatterie, das ihn fasziniert, ist er nicht mehr die Pille, dann ist er die Batterie. Er kann sich gut reinversetzen und hat eine sehr große Fantasie.

Emily Kaiser, Tochter von Axel Kaiser
Welche Eigenschaften beschreiben Deinen Vater am besten?
Unternehmereigenschaften? Er ist sehr auf sich bezogen, nicht narzisstisch – super fokussiert auf seine Projekte trifft es besser, schon mit Tunnelblick. Wenn er eine Idee hat, dann ist er davon überzeugt und es kommt erst einmal nichts dagegen an. Das ist eine gute Eigenschaft im Job, wenn man selbstständig ist, aber auch nur im Job. Mein Vater steckt sehr viel Herzblut und Energie in seine Projekte.

- **So sehen Geschäftspartner und Weggefährten die Eigenschaften von Axel Kaiser**

Dr. Martin Neubauer, Geschäftsführer Denttabs, ehemaliger Geschäftsführer eines Lohnherstellers

1. Beharrlichkeit und Dickköpfigkeit hatte ich schon erwähnt. Das ist im Prinzip das Gleiche nur einmal positiv und einmal negativ besetzt. Axel Kaiser hat auf der eine Seite eine unglaubliche Weitsicht, d. h. er kann Sachen in die Zukunft denken. Er hat keine Angst, das auch in Ermangelung handfester Daten zu tun. Er sucht sich einen Fixpunkt und sagt, da will ich hin. Ich glaube, sonst hätte er das alles nicht gemacht. Er wusste, dass er damit Erfolg haben wird, er wusste nur nicht, wie er den Weg dahin gestalten wird. Das erinnert mich immer ein bisschen an die Anekdote über Altbundeskanzler Gerhard Schröder, der am Tor zum Kanzleramt rüttelte und rief: »Ich will da rein.«
2. Herr Kaiser hat ein gerüttelt Maß an Ungeduld mit Menschen. Das ist manchmal nicht förderlich, weil viele Menschen mit Ungeduld nicht umgehen können. Dann wird er schon einmal unwirsch zu Mitarbeitern. Er weiß das und es ist auch schon viel besser geworden und letztlich auch nicht schlimm, solange es nicht in eine persönliche Ebene getragen wird, sondern auf der professionellen Ebene verbleibt. Doch er ist auch nicht nachtragend. Abends ist das dann erledigt. Manches könnte man besser moderieren.
3. Er ist durchaus detailversessen. Manche Dinge möchte er eben so haben und nicht anders. Er ist nicht borniert, dazu ist er zu pragmatisch.
4. Axel Kaiser hat den Mut, Fehler zu machen und hat keine Vorbehalte. Es gibt ein berühmtes Zitat: Der Kopf ist rund, damit da Denken seine Richtung wechseln kann. Er hat einen schönen runden Kopf. Er ist auch ein liebenswerter Typ, sonst würde ich auch nicht den Aufwand auf mich nehmen, für Denttabs pausenlos von Hamburg nach Berlin zu pendeln.

Jan Holtfreter, Unternehmensentwicklung Denttabs

1. Vor allem Mut und Beharrlichkeit, manchmal auch ein wenig Starrsinn.
2. Er ist jemand, der an Visionen glaubt und daraus seine Kraft schöpft. Mit dieser Kraft geht er Risiken ein und nimmt Herausforderungen an, die man als Bedenkenträger eher nicht schultern würde. Vieles wurde probiert und manche Hoffnung auch enttäuscht. Aber das letzte Jahr hat gezeigt, dass die Dinge einfach Ihre Zeit brauchen und nun ist Denttabs schließlich schwer im Aufwind. Verdient!
3. Mit Axel zu streiten ist zuweilen anstrengend, aber möglich! Er ist ein sozialer Mensch und vergisst seine Leute nicht. Das finde ich klasse und das ist das Wichtigste.

- **Die Eigenschaften von Axel Kaiser aus Sicht der Dienstleister**

Burghard Burzcyk-Adelsberger, Lohnhersteller

1. Außer verrückt? Ich glaube, dass man auch ein wenig verrückt sein muss, um so etwas zu machen. Es ist ja bequem, sich irgendeinen Job zu suchen und immer das Gleiche zu machen.
2. Er ist sehr hartnäckig und hat das nötige Durchhaltevermögen. Er hat sich nie von den Denttabs abbringen lassen.
3. Und er ist sehr kommunikativ und erzählt mit Begeisterung von seinem Produkt.

Holger Kieser, Bankberater

Offenheit, Ehrlichkeit und er steht zu seinem Wort, also Verlässlichkeit und die Überzeugungskraft. Axel Kaiser erzählt viel, doch dabei sagt er auch viel.

Offenheit bedeutet, er ist kein Schönredner. Herr Kaiser hat immer auf die Probleme, Widerstände und Schwächen, die es gibt, hingewiesen. Verlässlichkeit – damit meine ich so eine alte, schon beinahe hanseatische Kaufmannshaltung.

Das passt wunderbar: Axel Kaiser stammt aus nämlich Lübeck und Lübeck ist eine alte Hansestadt, genauer gesagt sogar die Hauptstadt der Hanse.

Das wusste ich nicht, doch es wundert mich jetzt nicht. Wenn man mit Axel Kaiser etwas abgesprochen hat, konnte man sich darauf verlassen, dass das funktioniert. Wurde etwas in Vertragsform gegossen, wurde danach über diese Punkte nicht mehr diskutiert. Denn klar, wir als Sparkasse sind auf Verträge und Unterschriften, Legitimationsprüfungen etc., ganz viel Formales angewiesen.

Überzeugungskraft muss man nicht weiter erklären.

Jürgen Müller, geschäftsführender Gesellschafter, jura-plast GmbH

Zu Herrn Kaiser fallen mir ein: frohmütig, hartnäckig, zielorientiert.

- **So schätzen Firmenkunden Axel Kaiser ein**

Dagmar Glatz, Nachhaltigkeitsbeauftragte dm drogerie markt
Ich kenne Axel Kaiser erst seit Kurzem. Aber sobald wir uns treffen, kommen wir umgehend in einen sehr intensiven Austausch zu diversen Themen. Er ist ein vielseitig versierter Mensch, der offen und wissbegierig ist. Es macht Spaß, sich mit ihm auszutauschen.

Milena Glimbovski, Gründerin Original Unverpackt
Axel Kaiser ist sehr idealistisch, einsatzbereit und fordert viel von sich. Er hat ein enormes Durchhaltevermögen. Er präsentiert die Denttabs unermüdlich auf allen Heldenmärkten. Es ist ihm wirklich ernst mit dem Umweltschutz und so ist er auch bei Fridays-For-Future-Demonstrationen mit dabei.

Pia Resch, BIO COMPANY
Axel Kaiser ist neugierig. Er hat ein enormes Durchhaltevermögen und ist sehr inspirierend. Und er macht, was er will.

- **Sicht einer Mitstreiterin auf Axel Kaiser auf Verbandsebene**

Dr. Katharina Reuter, Geschäftsführerin Bundesverband nachhaltige Wirtschaft (vormals: UnternehmensGrün)
Herr Kaiser ist offen und kreativ und deswegen ein ganz toller Verbündeter für unseren Verband. Und er ist sehr pragmatisch und hilfsbereit: Wenn in der Geschäftsstelle Not am Mann ist, packt er mit an und transportiert schon einmal Geräte.

Soweit zu Axel Kaiser und was ihn ausmacht.

6.3   Ansporn

Die Werte und Prinzipien eines Menschen sind eines, sein Ansporn bzw. seine Motivation ein anderes.

> **Herr Kaiser, was spornt Sie an – und war das früher etwas anderes?**
>
> Ich neige schon seit frühester Kindheit zu einer »gewissen« Dickköpfigkeit. Auch konnte ich mich schon früh leicht für unterschiedlichste Themen begeistern,

wobei mich dabei immer schon mehr die praktischen, handwerklichen Dinge denn theoretische Betrachtungen interessierten. Auch das Gefühl der Ungerechtigkeit mir oder auch anderen gegenüber konnte mich leicht aus der Fassung bringen. Ein Gefühl, das wenn man mit zwei älteren Brüdern aufwächst, recht leicht aufkommen kann.

Als ich z. B. mit eben jenen Brüdern 1992, also recht kurz nach der »Wende«, unser gemeinsames Unternehmen (unser Dentallabor proDentum®) anfing, das dann ja auch zur Keimzelle von Denttabs wurde, hatte ich große Schwierigkeiten damit, dass der Vorteil (weniger Kosten) für Patienten und Krankenkassen auf unglaublichen Widerstand traf. Und das sowohl durch die traditionellen Anbieter (was ich zumindest ein Stück weit verstehen kann), aber selbst manche Krankenkassen stellten sich lange gegen uns. Und das, obwohl wir ihnen als auch ihren Versicherten viel Geld bei mindestens gleicher Qualität anboten.

Inwiefern ist das ein Ansporn?

Es war ungerecht. Uns, aber gerade auch den Versicherten gegenüber.

Das ist für mich eher ein Antrieb von außen. Doch das meinte ich nicht.

Sie meinen den inneren Antrieb? Schwer zu sagen. Vielleicht trifft es das Wort »Sinnhaftigkeit«? Ich brauche einen Grund aufzustehen. Was immer ich tue, muss, zumindest für mich selbst, einen Sinn haben.

Meine Vorausschau als Kind waren maximal Wochen, später habe ich darüber nachgedacht, was wohl in einem Jahr ist. Durch die Firma musste ich lernen, Jahre vorauszuschauen. Der Horizont weitet sich interessanterweise. Als ich selbst in meinen 30ern war, und mit vielen Menschen zu tun hatte, die damals so alt waren wie ich heute, habe ich immer wieder erlebt, wie eng deren Blick auf die Welt war. Für mich schien das damals eine ›normale‹ Entwicklung zu sein. Es beruhigt mich sehr, dass es sich dabei um kein Naturgesetz handelt.

Auch wenn ich in ›meiner‹, der Boomer-Generation, viel zu oft erlebe, wie eng das Weltbild bei vielen geworden ist, wie viel größer die Sorge um den Erhalt des eigenen Status quo ist, als sich um die existierenden dramatischen Probleme unserer Zeit zu kümmern. Also all die Probleme, die »wir« verursacht oder zumindest nicht verhindert haben.

Ob sich die Menschen nach Corona überhaupt noch Biosachen leisten können? Bei Kurzarbeit und der Insolvenzwelle, die 2021 droht?

Ich glaube eher, die Nach-Corona-Zeit wird anders ausgehen. »Ich kann mir billig nicht leisten, ich möchte jetzt das Richtige haben. Ich möchte mich gesund ernähren.«

Schwierig, wenn man vier, fünf Mäuler zu stopfen oder nur eine kleine Rente hat.

Ja, das Leben ist je nach Haushaltseinkommen und -größe schwierig. Aber das war es schon immer. Es muss vielleicht auch nicht alles gleich aus dem Biomarkt sein. Aber selber kochen statt Fertiggerichte, frische, gehaltvolle Lebensmittel, gerne auch vom Wochenmarkt, statt »processed Food« sind nur zwei von vielen Möglichkeiten, die mehr mit Wissen und Einsatz als mit dem Einkommen zu tun haben.

Es würde sicherlich helfen, wenn es mehr unterstützende Angebote im ganz praktischen Umgang damit geben würde. Kochkurse für Kinder und Erwachsene inklusive Einkaufstour z. B. Aber solche Themen finden in der Tagespolitik leider (noch) viel zu wenig Raum.

7 Vision, Überzeugung, Beharrlichkeit

Some people around you will not understand your journey. They don't
need to; it's not for them ...

Paulo Coelho

Der Krieger des Lichts kennt den Wert der Beharrlichkeit und des Mutes.

Paulo Coehlo, Handbuch des Kriegers des Lichts

Dieses Kapitel sollte eine reine Gründer-Lounge werden, da Gründer viel von der
Denttabs-Geschichte und Axel Kaiser lernen können. Doch dann schaute ich seine
Antworten in den Interviews nochmals an und es fiel mir wie Schuppen von den Augen: Das Gesagte geht ans Eingemachte und trifft deshalb für viele andere Menschen
zu. Nicht nur Gründer brauchen Orientierung. Viele sind auf der Suche nach sich,
dem Sinn des Lebens, der Selbstverwirklichung oder einer neuen Betätigung, die
mehr bietet als den bloßen Broterwerb. Viele haben sich freiwillig auf die Suche begeben, andere tun dies aus vielerlei Gründen und oft aufgrund von äußeren Anlässen
wie im Krisenjahr 2020 und 2021 coronabedingt.

7.1 Ambitionierte und Unternehmer auf dem Weg zu neuen Geschäftsfeldern

Lesen Sie daher bitte weiter, auch wenn Sie derzeit nicht vorhaben, ein Unternehmen zu gründen. Wer weiß, was Ihnen in den nächsten Jahren noch in den Sinn
kommt. Die von Axel Kaiser auf den Punkt gebrachten Empfehlungen für Gründer
sind für alle Vorhaben hilfreich:

1. Immer authentisch bleiben.
2. Immer dazulernen. Nie von der eigenen Haltung abweichen.
3. Die Erfahrungen anderer nicht fürchten, sondern nutzen.
4. Planen. Planen. Planen. Ein Plan lässt sich ändern. Aber ohne Plan ist alles planlos.

7.2   Habe eine Vision – oder geht's auch ohne?

Bei LinkedIn las ich am 6. Juni 2020 bei Artem Smirnow, Smirnow Consulting, Prag, eine tolle Geschichte:

»I had a call yesterday with the founder of a very successful IT company in the US. I asked him, ›I love your story, but HOW did you know what to do at the beginning?‹ He said, ›I didn't know, Artem. I just made the first step and, you know, then saw the next step... To be completely honest with you, I didn't know how to win in this game until I won. But I made the decision to win, you know... that was enough.‹«

Artem schlussfolgert: »Once again, my dear friends, the guy didn't know HOW to win until he won. It is the same for many people I know. They didn't know HOW at the beginning. I see how most of you are trying to figure out everything before taking action. And ... it's not gonna work, »That dog won't hunt«, as they say ... leads you off the well-worn path, and that will make all the difference.«

Dazu passt das großartige Zitat von Steve Jobs:
»You can't connect the dots looking forward; you can only connect them looking backwards. So you have to trust that the dots will somehow connect in your future. You have to trust in something – your gut, destiny, life, karma, whatever. Because believing that the dots will connect down the road will give you the confidence to follow your heart even when it leads you off the well-worn path, and that will make all the difference.«

Viele Menschen kennen das geflügelte Wort des ehemaligen Bundeskanzlers Helmut Schmidt, der damit andauernd zitiert wird: »Wer eine Vision hat, sollte zum Arzt gehen.« Wie ernst er den Ausspruch gemeint haben mag, sei dahingestellt. Doch es gibt Visionen und Visionen. Wir betrachten die mit einigermaßen Bodenhaftung.

Es ist großartig, ein Start-up mit einer Vision zu starten. Eine Vision sorgt für den eigenen Antrieb, motiviert die Mitstreiter und Mitarbeiter und ist in schwierigen Phasen das, was einen ambitionierten Gründer oder auch gestandene Unternehmerinnen bei Schwierigkeiten durchhalten lässt. Ein klar definiertes »Warum« ist der Leuchtturm, auf den das Boot sich bei schwerer See verlässt. Einer Vision gefolgt zu sein, ist zudem super fürs spätere Storytelling. Daraus kann die Marketingabteilung etwas machen. Und genau deshalb werden Unternehmensgeschichten so gerne ein wenig ausgeschmückt. Einer Vision gefolgt zu sein, macht sich bei allen Marktteilnehmern und Marktbeobachtern wie der Presse einfach besser, als viel Geld verdienen zu wollen. Hinzu kommt: Hat einer seine aufgehübschte Geschichte oft genug erzählt, dann glaubt er sie allzu gerne selbst.

Viele finden ihre Themen, ihre Berufung oder auch ihre Bestimmung durch über sie hereinbrechende Schlüsselerlebnisse mit Aha-Effekt, aufgrund großer Unzufriedenheit mit einer Situation oder aus purer Verzweiflung, weil nichts mehr trägt. Dann hilft nur der Sprung nach vorne. Mit der Aktion verändert sich alles, es kommt Bewegung in erstarrte Strukturen. Der alte Grundsatz bewahrheitet sich: Not macht erfinderisch. Auch Langeweile führt bisweilen zu Innovationen. Der Wettstreit mit anderen ebenso. Nichts von alledem schob Axel Kaiser auf den Pfad, auf dem er nun mehr als 20 Jahre ist. Es gab zu Beginn auch nicht »den« Musenkuss oder »die« göttliche Eingebung, »Zahnpasta muss weg, weil …«. Wer direkt an dieser Stelle in das Buch eingestiegen ist, dem sei berichtet: Anders als mancher wissenschaftsgetriebene Forscher oder die unermüdlich tüftelnden Erfinder einer weltverändernden Innovation ist Axel Kaiser nicht mit einer Produktidee angetreten. Vergeblich sucht man zu Beginn der Denttabs-Geschichte den leisesten Hauch einer Vision: Sprichwörtlich im hintersten Winkel, dem zweiten Hinterhof eines Gewerbeareals im Berliner Kiez Wedding, hatte sich keiner mit der Vision eines Heilsbringers auf den Weg gemacht. Das mit der Vision kam viel viel später, was Sie in den Berichten und Interviews der alten Weggefährten nachlesen können.

Axel Kaiser hatte weder einen Plan noch eine Vision, als er mit Dr. Eifler diverse Zutaten zusammenrührte und herumexperimentierte. Er half bei einer Doktorarbeit und auch später, als die Doktorarbeit längst abgeschlossen war, war es keine Vision, die Axel Kaiser antrieb, weiterzumachen.

Matthias Kaiser hatte es im Interview ganz prosaisch auf den Punkt gebracht: Die Brüder dachten, es könne ein zweites unternehmerisches Standbein neben dem gemeinsam betriebenen Dentallabor proDentum® entstehen. Da die beiden sehr unternehmungslustig sind, um nicht zu sagen ein ausgeprägtes Unternehmergen haben, war das logisch: Warum sich nicht mit Zahnpflege beschäftigen, die in den geschäftlichen Gesamtkontext passt? Davon keine große Ahnung zu haben, schreckte nicht ab. Es gab den Doktoranden und schließlich hatten sie auch das Dentallabor als Fachfremde aufgebaut, der gelernte Lehrer Matthias und der Automechaniker

Axel Kaiser. Sie hatten den Impuls des dritten Bruders aufgenommen, der ein vorzüglicher Zahntechniker war.

Das ist eigentlich kein Stoff für eine sexy Gründergeschichte – oder vielleicht doch, genau deshalb?

Meine Empfehlung lautet daher: »Liebe Gründer, startet nicht nur, um Geld zu verdienen, sondern um einen Unterschied im Leben anderer – Menschen oder Tiere – zu machen oder Positives für die Gesellschaft insgesamt zu bewirken – gerne auch beides.« Gleichwohl ist keine Vision zu haben kein Hinderungsgrund für Erfolg im Business. Ideenlosigkeit ist es hingegen schon. Manche Dinge laufen wie ein Uhrwerk, weil sie zur rechten Zeit am rechten Ort bei den richtigen Leuten sind, die sie pushen oder weil plötzlich aus dem Nichts Nachfrage entsteht.

Neben dem Antreten mit und ohne Vision gibt es noch eine weitere Spielart: Manchmal entsteht eine Vision »unterwegs« auf der unternehmerischen Reise, unter Umständen einer Reise, die mit ganz anderen Ideen oder aus anderen Gründen angetreten wurde. Manchmal führt uns der Zufall zu Menschen, die alles verändern. Manchmal spielt uns der Zufall, das Schicksal in die Hände. Manchmal ist die Zeit reif für eine Idee. Und bisweilen ist es von allem ein wenig wie bei Denttabs.

Manchmal sucht sich ein Thema den geeigneten Menschen. Oder es tritt ein Fall ein, den die Amerikaner als Serendipity bezeichnen: Man macht sich auf den Weg, sucht etwas und findet etwas ganz anderes. Den Unternehmer unterscheidet von Nichtunternehmer, dass er die Chance erkennt und auf sie einsteigt.

7.3   Dank Zufall zur Vision

Nennen Sie es Schicksal, nennen Sie es Zufall – Axel Kaiser wurde mit der Nase auf Optionen gestoßen.

• **Kommissar Zufall – Klappe die Erste**

Bei den Denttabs brachten frühe Kunden Axel Kaiser auf die richtige Spur: Von Verbrauchern erfuhr er, dass sie durch die Umstellung von Zahnpasta auf die Denttabs-Zahnputztabletten Veränderungen bemerkten – ich meine nun nicht, dass die Zähne glatter wurden, weniger oder keine Verfärbungen mehr hatten, plötzlich glänzten oder die Zahnhälse nicht mehr kälte- oder fruchtsäureempfindlich waren. Das war bekannt.

Berichtet wurde darüber hinaus, dass sich der allgemeine Gesundheitsstatus oder ein Krankheitsbild verbesserte. Okay, zunächst nahm Axel Kaiser dies nur interessiert zur Kenntnis. Als sich diese Berichte jedoch häuften, fing er an, diesen Veränderungen auf den Grund zu gehen. Aufwendige klinische Gesundheitsstudien zu unterschiedlichsten Krankheitsbildern konnte Axel Kaiser sich natürlich nicht leisten, doch im Kopf war der Schalter umgelegt.

Was immer es war, die Umstellung auf Denttabs hatte eine positive Auswirkung auf die Gesundheit mancher Menschen. Was für ein grandioser Nebeneffekt und der Auslöser für die Vision, Zahnpflege komplett umkrempeln zu wollen, damit möglichst viele Menschen davon profitieren würden: Weg von Zahnpasta hin zur Denttabs-Zahnputztablette. Die Vision hatte ihren Boten gefunden.

- **Kommissar Zufall – Klappe die Zweite**

Vertrauen Sie mir, wenn ich sage: Die Herren Kaiser hatten von Anfang an ein gutes Produkt. Dennoch dümpelte ihr Unternehmen jahrelang vor sich hin. Die Hindernisse waren nochmals kurz zusammengefasst:
- Das Produkt war erklärungsbedürftig.
- Es verlangte vom Kunden, dass er eine von Kindesbeinen eingeübte Tradition aufgibt und gegen etwas eintauscht, das zumindest am Anfang sehr gewöhnungsbedürftig ist. Ein Angriff auf die Bequemlichkeit – konnte das gut gehen, denn nichts hasst und fürchtet der Mensch mehr als Veränderung? Darum scheitern 90 % der Neujahrsvorsätze in den ersten Wochen des neuen Jahres, falls sie überhaupt den 3. Januar überlebten.
- Vor allem aber war die Denttabs-Kasse leer. Es fehlte Geld für strategisches Marketing zur Marktpenetration.
- Wer einen Kredit braucht, weiß, dass Banken stagnierende oder nur langsam wachsende Umsätze und fehlende Sicherheiten überhaupt nicht schätzen. Selbst bei einem Crowdinvesting-Versuch, den ich über den befreundeten Mitgesellschafter eines führenden Crowdinvesting-Unternehmens zu vermitteln suchte, war der geringe Umsatzzuwachs in zehn erfolglosen Jahren früh der Knackpunkt. Es kam nicht einmal zur Crowdinvesting-Kampagne.

Jedes Start-up kennt das: Kein Geld fürs Marketing. Alles wird irgendwie selbst gestrickt. Doch ohne Geld kommt auch Kreativität schnell an ihre Grenzen, denn Werbeflächen und Werbeanzeigen in TV und Radio muss man kaufen, Spots designen und produzieren. Ohne Moos nix los, hieß es recht salopp vor Jahren. Das trifft leider immer noch den Kern.

Bei Denttabs gab es nie genug Geld für groß angelegtes und nachhaltiges Marketing, für Aktionen, die neben der hoch professionellen Werbemaschinerie der großen Zahnpastaanbieter auch nur annähernd flächendeckend ins Blickfeld der Verbraucher gefallen wären. Freunde halfen beim Marketing, vom Produkt begeisterte Agenturen unterstützten pro bono, doch für die bestens eingeführten Zahnpastamarken waren die Aktionen nicht einmal ein Mückenstich, eher ein kleiner Fliegenschiss an der Wand, der keinen störte. Die Denttabs-Zahnputztabletten wurden von den großen Zahnpflegemittelherstellern wahrscheinlich nicht einmal wahrgenommen. Falls doch, dann allenfalls als Nischenprodukt. Kein Grund zur Beunruhigung.

Es wäre noch jahrelang weitergegangen mit der Erfolglosigkeit oder moderaten Umsatzsteigerungen, wären nicht zwei Trends aus dem Ausland aufgekommen: Zero Waste und Plastikfreiheit. Die Umstellung von der Plastikdose auf die kompostierbare Papiertüte war der Wendepunkt. Der Weg dahin ist ausführlich beschrieben in Teil 2.

Das Produkt selbst hatte zunächst nahezu keinen Anteil an der sprunghaft ansteigenden Nachfrage. Der Verbraucher wollte plastikfreie Zahnpflege – Zahnpasta kann die nicht bieten, Zahnpasta braucht die Tube als bewährtes Habitat. Also suchten die Verbraucher Alternativen. Allzu viele gab und gibt es nicht außer Pulver und die Miswak-Zahnputzhölzer.

Die Verpackung verführte zum Kauf, doch spätestens, wenn eine Packung aufgebracht ist, kommt es zum Schwur. Nachgekauft wird sicher nicht, wenn das Produkt nicht überzeugt. Die 125 Tabletten in der Tüte reichen im Single-Haushalt zwei Monate – Zeit genug, Gefallen an ihnen zu finden. Sie ermöglichen auch in Mehrpersonen-Haushalten eine ausreichend lange Testphase, um anfängliches Unbehagen abzubauen und Ergebnisse zutage treten zu lassen.

Die Vision, die Welt durch einen Beitrag für mehr Gesundheit zu retten, bekam eine weitere Dimension: Die Welt von unnötigem Plastikmüll aus dem Zahnpflegesegment zu befreien. Die Zahlen nochmals zur Wiederholung, damit die Dimension deutlich wird: Allein in Deutschland werden pro Monat rund 40 Millionen Zahnpasta-tuben benutzt. Ihr Inhalt wird nach dem Putzen ins Abwasser gespuckt und die Tube selbst am Ende weggeworfen und verbrannt. Das sind gut 480 Millionen Tuben pro Jahr.

Aufeinander gestellt reichen diese bei einer durchschnittlichen Länge von 12 cm pro Tube weiter als bis zum Mond, der 384.000 km entfernt ist.

Fazit: Axel Kaiser war ohne Vision gestartet und hat nun gleich zwei große Visionen. Das war nur möglich, weil er Menschen aufmerksam zuhört, unglaublich neugierig im besten Wortsinn ist und in alle Richtungen nachbohrt, sich austauscht und sich beliest, wenn ihn Dinge interessieren. Fokus pur.

7.4   Starte als Ignorant, doch lerne dazu

Wenn wir Projekte starten, haben wir meistens nur eine eingeschränkte Sicht der Dinge: Wir kennen womöglich den Markt nicht, haben zu wenig Fachkenntnisse, vor allem aber sind wir, wie wir sind: Menschen, die in ihren Denkstrukturen und ande-ren Zwängen verhaftet sind. Oft fehlt das Geld. Das alles schränkt uns ein, wenn wir nicht aufpassen. Es ist extrem wichtig, auf dem Weg bisweilen an den Blumen am Wegesrand zu schnuppern, bewusst nicht die Abkürzung zu nehmen.

Axel Kaiser betont immer wieder, dass es im Nachhinein von Vorteil war, dass Dent-tabs in den ersten Jahren keinen nennenswerten Kredit bekam. Originalton: »Das hat uns vor vielen Fehlern bewahrt.«

- **Vom Saulus zum Paulus**

Zudem sagt er von sich mit Blick auf sein ursprünglich komplett unterentwickeltes Umweltbewusstsein: »Ich war ein echter Idiot. Bei Autos kam es mir nur darauf an, wie weit ich mit einer Tankfüllung komme. Was das mit der Umwelt macht, darüber habe ich nicht im Entferntesten nachgedacht.« Vielleicht ist er da ein wenig zu streng mit sich, denn den heutigen Umweltfokus haben wir alle noch nicht allzu lange. Und dass er geläutert ist, zeigt der 2020 verliehene Deutsche Nachhaltigkeitspreis Design.

Doch wie auch immer: Es kommt darauf an, dazuzulernen, dem Denken eine neue Richtung zu geben. Genau deshalb ist der Kopf rund, wie schon Francis Picabia wusste.

7.5 Überzeugungstäter haben mehr Erfolg als andere

> Seine Entscheidungen hat er wie immer im Leben mutig, uneigennützig und manchmal mit einem Quentchen Verrücktheit getroffen – nicht mit der zerstörerischen, sondern mit der Verrücktheit, die den Menschen dazu bringt, über seine Grenzen hinauszugehen.
>
> Paulo Coehlo, Der Sieger bleibt allein

Eine Vision ist etwas Großes. Im Alltag jedoch ist es die Überzeugung, die uns voranbringt. Axel Kaiser ist überzeugt, das Richtige zu tun. Das bedeutet im Umkehrschluss, ich zitiere: »Wenn etwas nicht richtig ist, tun wir es als Unternehmen nicht.«

- **Habe eine Überzeugung: #wennrichtigschonimmerfalschwar**

Wenn Sie mehrmals hinschauen mussten, um die Kapitelüberschrift zu lesen »Hashtag: wenn richtig schon immer falsch war«, dann grämen Sie sich bitte nicht. Sie stehen nicht alleine wie der Ochs vor dem Berg. Auch mir erging so, als ich diesen Bandwurm von Hashtag das erste Mal sah. Ich gestehe: Ich mochte diesen Hashtag nie. Er ist meines Erachtens handwerklicher Pfusch, weil viel zu lang und zu schwer zu lesen selbst für den wohlwollend bemühten Leser. Zudem ist er auch noch inhaltlich schwer zu verstehen, zumindest nicht selbsterklärend, was meistens ein Zeichen von verfehltem Marketing und fehlender Kundenorientierung ist. Es gilt der alte Grundsatz: »Ein verwirrtes Hirn kauft nicht.« Das gilt für alles im Leben, Produkte ebenso wie Botschaften. Bei Instagram trendet der Hashtag #wennrichtigschonimmerfalschwar denn auch nicht wirklich (Stand 24.11.2021: 250 Beiträge – null fremde Abonnenten). Doch anders als bei der legendären Werbung für die Ricola Kräuterbonbons kann man die Schuld hierfür nicht auf die Schweizer als Erfinder schieben. Auch keine Agentur hat das verbrochen. Ersonnen hat »Wenn richtig schon immer falsch war« Axel Kaiser höchstselbst. Er störte sich nie an meiner und anderer Leute Kritik. Im Gegenteil: Er findet gut, dass der Hashtag offenkundig provoziert. Damit sei sein Ziel erfüllt. Die gezielte Provokation funktioniere wunderbar als Türöffner für Diskussionen über richtige Zahnpflege, Diskussionen die Axel Kaiser liebend gerne führt. Irgendwie hat er recht, doch man muss sehen: Der Hashtag stammt aus einer Zeit, in der die Denttabs-Kunden vom begeisterten Kunden und ansonsten nahezu in Handarbeit von Chef, einem Mitarbeiter und motivierten Aushilfen in der Regel bei Messen an dem legendären fahrbaren Waschbecken zum Testen animiert und so als Kunden gewonnen wurden. Es ging damals noch nicht um eine Vielzahl von Kunden in Drogeriemärkten.

Was face to face funktioniert, muss nicht zwingend medial Wirkung entfalten. Doch der Grundgedanke der geistigen Brandstiftung – danke, lieber Dirk Kreuter, für den Begriff – ist ein mächtiges Werkzeug. Ich glaube nicht, dass Axel Kaiser nach einem Marketingkonzept zum Nachahmen gesucht hat. Er wäre jedoch fündig geworden – im frühen 20. Jahrhundert:

- **Think!**

IBM bediente sich der Provokation mit Verwirrungskomponente über den »Think!«-Slogan und bewarb damit seine Personal Computer. Der Slogan war ursprünglich vom ehemaligen IBM-Vorstandsvorsitzenden Thomas J. Watson um 1910 während seiner Tätigkeit bei der National Cash Register Company (NCR) geprägt worden. Denkt! oder Denkt nach! – was man nach wie vor jedem und jeder guten Gewissens empfehlen kann.

- **Think different**

Apple setzte dem »Think«-Slogan von IBM mit einer Werbekampagne 1997 noch eins drauf: »Think different«. Es kann alles heißen oder nichts. Geistige Brandstiftung hoch zwei. Eine Garantie für viel Kino im Kopf.

AUSZUG WIKIPEDIA:

»Think different« wird von vielen, insbesondere Muttersprachlern, als grammatikalisch inkorrekt angesehen. Ihrer Ansicht nach müsste es »think differently« heißen. Gemeint ist hier jedoch »Think different« wie »Think victory« oder »Think profit«, bei denen ein Substantiv folgt, wie Steve Jobs in seiner Biografie betont. Ins Deutsche übersetzt bedeutet es somit »Denke das Andere« und nicht, wie vermutet, »denke anders«. Für Steve Jobs war der Unterschied bedeutsam – die Kampagne knüpft hier an das Motiv der Gegenkultur aus Apples Gründerzeit an.

Peter Economides entwickelte die Apple-Werbekampagne in der Werbeagentur TBWA in Los Angeles. Sie lief bis 2002 mit Veröffentlichungen in den Printmedien, Fernsehwerbung und einem weltbekannt gewordener Werbespot mit Schwarz-Weiß-Porträts von berühmten Persönlichkeiten in dieser Reihenfolge: Albert Einstein, Bob Dylan, Martin Luther King Jr., Richard Branson, Miles Davis, John Lennon, Richard Buckminster Fuller, Thomas Edison, Muhammad Ali, Ted Turner, Maria Callas, Mahatma Gandhi, Amelia Earhart, Alfred Hitchcock, Martha Graham, Jim Henson (mit Kermit), Jerry Seinfeld (in einer gekürzten Fassung zum Finale der Serie Seinfeld), Frank Lloyd Wright und Pablo Picasso.

> Später ehrt Apple im Web auf der Startseite im Stil von »Think Different«:
> * Jimmy Carter als er 2002 den Friedensnobelpreis bekam,
> * die Bürgerrechtlerin Rosa Parks als diese 2005 starb,
> * Al Gore als dieser 2007 den Friedensnobelpreis bekam,
> * Steve Jobs nach seinem Tod 2011,
> * Nelson Mandela als dieser 2013 verstarb,
> * Robin Williams nach seinem Tod 2014,
> * Bill Campbell als dieser 2016 starb,
> * Muhammad Ali als dieser im Juni 2016 starb.

Der Text des Werbespots war genial. Er richtet sich an die Art von Kunden, die den Spirit von Apple verstehen und zu schätzen wissen. Der Text passt zudem so gut zu innovativen Start-ups und umtriebigen Gründern, gerade den anfänglich belächelten und verkannten, dass ich ihn zitiere, nachzuhören bei YouTube unter »Think different apple«:

Here's to the crazy ones.

The misfits.

The rebels.

The troublemakers.

The round pegs in the square holes.

The ones who see things differently.

They're not fond of rules.

And they have no respect for the status quo.

You can quote them, disagree with them, glorify or vilify them.

But the only thing you can't do is ignore them.

Because they change things.

They push the human race forward.

And while some may see them as the crazy ones,

We see genius.

Because the people who are crazy enough to think

they can change the world,

Are the ones who do.

Hier kommt die sinngemäße deutsche Übersetzung:

An alle, die anders denken:

Die Rebellen,

die Idealisten,

die Visionäre,

die Querdenker,

die, die sich in kein Schema pressen lassen,

die, die Dinge anders sehen.

Sie beugen sich keinen Regeln,

und sie haben keinen Respekt vor dem Status quo.

Wir können sie zitieren, ihnen widersprechen, sie bewundern oder ablehnen.

Das Einzige, was wir nicht können, ist sie zu ignorieren,

weil sie Dinge verändern,

weil sie die Menschheit weiterbringen.

Und während einige sie für verrückt halten,

sehen wir in ihnen Genies.

Denn die, die verrückt genug sind zu denken,

sie könnten die Welt verändern,

sind die, die es tun.

Apple verwandte den Slogan »Think different« auch nach Abschluss der Werbekampagne immer wieder.

Doch zurück zu Denttabs: Ich meine, der Dickkopf Axel Kaiser passt gut zu der Truppe von Rebellen, Idealisten und spät berufenen Visionären. Und nicht nur er – auch die überzeugten Denttabs-Kunden – insbesondere die der ersten Stunde und all die irren Weggefährten und sonstigen Enthusiasten, die an das Produkt glaubten.

8 Überzeugung ohne Überzeugungskraft ist ein zahnloser Tiger

Wer Axel Kaiser ohne Vorabinformation oder Vorwarnung kennenlernt, könnte ihn leicht in die Schublade »abgedrehter oder größenwahnsinniger Spinner« stecken, denn er kommt im Vertrauen auf die Richtigkeit seiner Haltung, der Qualität des Produkts und der Bedeutung seiner Vision durchaus vollmundig daher und das nicht erst, seit sich wirtschaftlicher Erfolg einstellte. Er wird nicht laut, spricht eher leise, doch mit einer Beharrlichkeit, dass man schwer dazwischenkommt. Mein ehemaliger Biologielehrer, Herr Ruhmann, ermahnte uns Schüler, immer im Brustton der Überzeugung sprechen, wenn wir geprüft oder auch nur schlicht im Unterricht befragt werden.

Wer nicht so genau weiß, was mein alter Lehrer meinte, möge sich mal auf einen Tee oder Kaffee mit Axel Kaiser zusammensetzen. Und er sollte etwas Zeit mitbringen, wenn er erst einmal am erzählen ist, hat er Spannendes zu berichten, er stellt Querbezüge her und offenbart sehr viel zahnmedizinisches und medizinisches Wissen – ein großartiger Storyteller, der schon einmal mit der eigenen Begeisterung davon galoppiert.

Mein persönlicher Rat an Gründer, Unternehmer und jeden, der sich professionell präsentieren und vermarkten sollte, lautet: Haben Sie Ihren Elevator Pitch parat – in Kurz- und Langform, damit sie mit jedem Zeitfenster umgehen, das man Ihnen einräumt.

9 Sei beharrlich, doch reite kein totes Pferd

Besäße der Mensch die Beharrlichkeit, so wäre ihm fast nichts unmöglich.

Chinesisches Sprichwort

Menschen, die Erfolg haben, haben den Erfolglosen nicht unbedingt mehr Talent voraus, sondern die Beharrlichkeit. Die Erfolgreichen machen da weiter, wo andere aufhören. Wahrscheinlich ist die Beharrlichkeit, der am meisten unterschätzte Erfolgsfaktor. Der berühmte Football-Trainer Vince Lombardi soll gesagt haben: Gewinner geben niemals auf. Marketingguru Seth Godin konterte: »Gewinner hören andauernd auf. Sie hören mit dem Richtigen zur richtigen Zeit auf.« Das klingt widersprüchlich. Doch der Widerspruch lässt sich auflösen.

9.1 Vom Nutzen und von der Grenze der Beharrlichkeit

Der 34. US-Präsident Calvin Coolidge (1872 – 1933) soll gesagt haben: »Nichts in der Welt kann Beharrlichkeit ersetzen. Talent kann es nicht; nichts ist verbreiteter als talentierte Menschen, die keinen Erfolg haben. Genialität kann es nicht; Genialität, die sich nicht auszahlt, ist fast schon sprichwörtlich. Bildung allein kann es nicht; die Welt ist voll von gebildeten Aufgebern. Einzig Beharrlichkeit und Entschlossenheit sind allmächtig.«

Doch wie lange muss man dranbleiben, ab wann wird Beharrlichkeit zum Risiko, weil man verblendet ist? Wie erkennst Du diese Grenze zwischen bevorstehendem Ruin und dem nahen Obsiegen nach dem Zusammenraffen der letzten Reserven? Thomas Edison hat über 10.000 Anläufe unternommen, bis er die erste Glühbirne der Welt erfand. Er ist das Musterbeispiel für das Dranbleiben und Durchhalten.

Die Sache mit dem toten Pferd einzuschätzen, ist das Schwierigste im Business und privat: Ich glaube, es ist schon sehr gut, wenn man anfängt, sich die Frage zu stellen, ob das Pferd noch ans Ziel kommt. Kein Experte, kein Betriebswirt wird einem das mit Sicherheit sagen können, denn es gibt manchmal, wenn man schon alles verloren glaubt, Durchbrüche aus Gründen, die einem niemals in den Sinn gekommen wären.

Hätte man Axel Kaiser vor zehn oder auch nur fünf Jahren gesagt, dass Plastikfreiheit der Erfolgshebel sein würde, hätte er sich mehr als gewundert und mit ihm 95 % der Bevölkerung. Plastikfreiheit hatte man nicht in dem Maße auf dem Schirm wie heute. Allerdings erinnere ich mich an die Reise nach Tunesien, die ich zum Abitur geschenkt bekam. Schon damals regten mich die vielen Plastiktüten auf, die in der Gegend herumwehten. Das war 1979, 1998 erlebten wir dasselbe in Marrakesch ... Zum Glück ist Axel Kaiser lange genug drangeblieben. Seine Sturköpfigkeit ist auch eine Form von Fokussiertheit und ohne Fokus wird sich Erfolg kaum einstellen.

Doch man muss sich immer wieder die Frage stellen, wie lange es wirtschaftlich sinnvoll ist, etwas auszutesten. Axel Kaiser sagt selbst, er würde aus heutiger Sicht nicht mehr so lange dranbleiben. Es war ein Rieseninvestment, das von ihm und seinem Bruder getätigt wurde – sogar die eigene Altersversorgung stand auf dem Spiel. Geld zu verbraten ist eine Sache, doch die eigene Altersvorsorge mitzuverwetten, das hat nochmals eine andere Tragweite. Wo schlägt Mut in Verantwortungslosigkeit um? Es galt für eine minderjährige Tochter zu sorgen und letztlich ist Axel Kaiser auch dem Bruder verpflichtet, der das Vorhaben mittrug und auf einen Return on Investment hoffte. Das Risiko war groß, alles zu verlieren.

9.2   Geht die Extrameile, es lohnt

Beharrlichkeit ist eine Sache, die Extrameile zu gehen eine andere. Erfolgreiche sind immer bereit, noch eine Schippe draufzulegen, und zwar schon zu Zeiten, in denen sich der Erfolg noch versteckt. Immer etwas mehr tun als das, was die Kunden und die Konkurrenz erwarten. Dazu gehörte für Axel Kaiser auf Messen zu gehen, mit jedem Interessenten zu sprechen, sich Zeit zu nehmen, geduldig zu erklären, Gegenargumente zu entkräften, wo andere schon aufgegeben hätten. Der Aufwand, einen Fan zu gewinnen, stand in keinem Verhältnis zum wirtschaftlichen Ergebnis. Immer wieder anzutreten wohl wissend, dass man selbst die am Messestand Begeisterten wieder verlieren kann, weil sie nicht dranbleiben.

Manchmal geht es darum, bei einer bestimmten Sache immer wieder einen neuen Anlauf zu wagen und zu wissen, wann genug ist. Denttabs hatte sich mehrfach beim Wettbewerb »Deutscher Nachhaltigkeitspreis« beworben und war immer wieder gescheitert.

Axel Kaiser hatte 2020 davon genug. Doch die Nachhaltigkeitsbeauftragte des Unternehmens blieb am Ball – sie überzeugte oder zermürbte ihn mit ihrer Hartnäckigkeit. Er kann schon recht anstrengend sein, wenn er ein Thema für erledigt betrachtet oder wie seinerzeit bei der Umstellung auf die Denttabs-Tüte von etwas nicht überzeugt ist.

Der letzte Versuch hat sich gelohnt: Denttabs wurde Mitte Oktober 2020 in die Reihe der Finalisten erhoben. Herzlichen Glückwunsch. Am 3. Dezember 2020 wurden die Sieger gekürt. Die Denttabs-Zahnputztablette gehörte dazu. Doppelter Glückwunsch.

10 Unternehmerlounge

Der kluge Winston Churchill sagte einmal über Unternehmer: »Manche Leute sehen im Unternehmer einen räudigen Wolf, den man totschlagen muss. Andere sehen in ihm die Kuh, die man ununterbrochen melken kann. Nur wenige erkennen in ihm das Pferd, das den Karren zieht.«

10.1 Unternehmertum – Fluch und Segen

> Versuchen Sie Menschen zu finden, die keine Angst davor haben, etwas falsch zu machen und die zu ihren Fehlern stehen. Es sind Menschen, die die Welt verändern.
>
> Paulo Coehlo, Aleph

Der Begriff Unternehmertum ist für manche positiv, für andere negativ besetzt. Viele können damit überhaupt nichts anfangen, da sie in ihrem unmittelbaren Umfeld nur Angestellte, Beamte, Rentner oder Harz-IV-Empfänger in zweiter oder dritter Generation erleben. Das ist sehr bedauerlich, weil eine wichtige Option für den Lebensweg außen vor bleibt – die selbstverantwortliche Selbstständigkeit mit all ihren guten, aber auch harten Seiten.

Der Unternehmer erscheint manchen als dynamischer Macher, andere sehen in ihm gar ein »Kapitalistenschwein«, das Mitarbeiter, Gesellschaft und Umwelt schädigt. Der Begriff wirft zumindest viele Fragen auf. Im Gespräch mit Axel Kaiser haben wir sie auf die Facetten Unternehmereigenschaften, unternehmerische Verantwortung, Freiheit und Wachstum und Herausforderungen heruntergebrochen. Einige Aspekte diskutierten wir schon beim Thema Werte.

TWITTER-FUNDSTÜCK VIA HTTPS://TWITTER.COM/
VALAAFSHAR OKTOBER 2020

**Chief Digital Evang4st @Salesforce | Columnist: @ZDNet |
Show: @DisrupTVShow**
Your work is going to fill a large part of your life, and the only way to be truly satisfied is to do what you believe is great work. And the only way to do great work is to love what you do.

Herr Kaiser, was sind die drei wichtigsten Eigenschaften eines Unternehmers?

Selbstzweifel sind wichtig, sich selbst immer wieder infrage stellen, Beharrlichkeit/Durchhaltevermögen, innere Überzeugung, ewige Lernbereitschaft. Damit meine ich, sich nicht an dem vorhandenen, eigenen Wissen festzuhalten, sondern die Erkenntnisse anderer für sich nutzen zu lernen.

Gibt es im Gegensatz dazu typische Eigenschaften Angestellter?

Unternehmer sein ist für mich mehr eine Haltung denn eine Position. Ich sehe mich selbst nicht so sehr als Unternehmer, auch wenn ich per Definition einer bin. Aber das, was mich treibt, ist meine Haltung. Und die hatte ich auch schon, als ich noch kein eigenes Unternehmen hatte.

Gibt es so etwas wie ein Unternehmergen?

Das kann ich nicht beurteilen. Ich würde aber vermuten, dass unternehmerisches Denken eher eine Frage der Sozialisierung ist.

Na ja, Sie und Ihre Brüder sind doch alle drei Unternehmer.

Stimmt. Aber ob das genetisch bedingt ist? Aber es ist schon recht verbreitet bei uns.

Opa Harold Kaiser, Großmutter Ide: Farmer in Südafrika, ebenso alle Onkel.
Vater Roland Kaiser: 5-Sterne-Gastronom in Lübeck
Opa Stalinski: Landmaschinen-Verkäufer in Ostpreussen
Schwester Lilian Kaiser: selbstständige Fotografin

Was ist am Unternehmertum reizvoll? Was sind die Schattenseiten?

Für mich ist es der gangbarste Weg, Dinge umsetzen zu können, die ansonsten keine Chance hätten, in die Welt zu kommen. Die Schattenseiten sind vielfältig: Ein sehr eingeschränktes Privatleben, immer das Unternehmen im Kopf, Konflikte im eigenen Umfeld aufgrund der wachsenden Einsichten.

Wem würden Sie raten, ein Unternehmen zu gründen? Wann sollte man das tun und mit welchem Mindset?

Grundsätzlich könnte sicherlich jede(r) ein eigenes Unternehmen gründen.

Ich selbst würde allerdings nicht Unternehmer werden um des Unternehmertums willen. Ich würde zunächst schauen, ob ich meine Ziele auch anders umsetzen könnte.

Ein Unternehmen gründen sollte jemand m. E. erst, wenn er zumindest eine grobe Idee davon hat, was insgesamt auf ihn/sie zu kommt. Wenn er/sie weiß, was es heißt, eine Firma zu haben. Was es heißt, Verantwortung zu übernehmen – auch für das Geld anderer Leute, für Mitarbeiter. Wer nicht weiß, was auf ihn zukommt bzw. wenn er sich dem nicht gewachsen fühlt, sollte lieber versuchen, die tolle Idee woanders unterzubringen. Erst wenn sich zeigt, dass das nicht klappt, würde ich die Selbstständigkeit in Betracht ziehen. Unternehmer sein ist nicht witzig. Das sollte man sich gut überlegen.

Genau deshalb finde ich es so fahrlässig, den Leuten einfach zu raten, sich selbstständig zu machen.

Völliger Irrsinn. Ich weiß nicht, wie man auf solche bescheuerten Ideen kommt. So viel Unglück.

Konkurrenzdenken ist weit verbreitet. Wie ist das bei Ihnen?

Was verstehen Sie darunter?

Sie sagen immer wieder etwas mir Unbegreifliches: Sie haben nichts dagegen, wenn man die Denttabs nachahmt, denn Sie wollen, dass alle

Menschen sie verwenden und das könnten Sie alleine ohnehin nicht bewerkstelligen.

Ich verstehe das weder als Konkurrenz noch als Wettbewerb.

Ich finde, das ist ein Beweis gestörten Denkens.

Ja, die Einschätzung habe ich schon öfters gehört. Mein Ansinnen ist es nicht, einen Zahnputztablettenweltkonzern zu erschaffen, der als einziger Hersteller wirkt.

Nicht nur gibt es bereits Strukturen bei anderen – gerade bei den vier großen Zahnpastaherstellern, die organisatorisch und betriebswirtschaftlich auf den Markt ausgerichtet sind. Mein Interesse ist, die Idee, die Erkenntnis, die in den Denttabs steckt, um die ganze Welt zu tragen. Jeder soll wissen und verstehen, worum es bei Denttabs geht. Das ist für einen Einzelnen nicht zu bewerkstelligen.

Wir reden hier ja von einem unfassbar großen Markt: ca. 1 bis 1,5 Milliarden Tuben Zahnpasta pro Monat weltweit. Dieser Markt wird zu rund 70 % von vier Konzernen bedient. Mein Ziel ist es, dass diese Kategorie vollständig umgestellt wird. Und je mehr Marktteilnehmer, egal wie groß oder klein, vorhanden sind, die die Idee Tablette statt Paste in die Welt rufen, desto mehr wird der Druck auf die großen Player steigen.

Okay, doch mit dem Dentallabor sind Sie damals in die Konkurrenz gegangen mit der Billigschiene.

Billigschiene ist nicht richtig.

Günstig?

Wir konnten aufgrund der Situation mit Singapur, dem Denttallabor unseres Bruders Christoph, anders rechnen. Singapur war und ist weit davon entfernt, ein Billiglohnland zu sein, es lag an der stringenten Produktionsweise, was hier jedoch keiner wahrhaben wollte. In Deutschland sind es eher kleine Einzelhandwerker. Mein Bruder hat eine ganz andere Struktur aufgebaut, die es rechtfertigte, den Zahnersatz zwei Mal um den Globus zu schicken. Wir waren die ›Preisbrecher‹ für den Markt hier.

Dabei habe ich kein schlechtes Gewissen: Mich haben nicht die anderen Anbieter interessiert, sondern die Frage, was der Patient bezahlen muss.

Wir lieferten und liefern nach wie vor die gleiche Qualität zum deutlich günstigeren Preis.

10.2   Die Meilensteine der Denttabs-Entwicklung

Im Verlauf der Interviews kam ich auf die Idee, konkret nach drei Meilensteinen in der Entwicklung der Denttabs zu fragen. Ich ließ dabei offen, ob es um das Produkt oder das Unternehmen geht, denn das lässt sich kaum trennen, da es bei den Denttabs zu Beginn nur um ein Produkt ging. Dabei ist es im Grunde auch geblieben, auch wenn eine Bambuszahnbürste ins Programm aufgenommen wurde. Ich wollte sehen, ob die Meinungen auseinandergehen. Das tun sie nicht, doch es macht einen Unterschied, auf welcher Etappe der Unternehmensgeschichte der erste Kontakt mit Axel Kaiser oder dem Produkt stattfand und in welcher Funktion. Anhand der Meilensteine, die Axel Kaiser selbst nannte, sehen Sie gleich, dass diese leider nicht mit den Sieben-Meilen-Stiefeln erreicht wurde, doch die Zeitabstände haben sich verkürzt.

Lieber Herr Kaiser, was waren nun tatsächlich die drei größten Meilensteine?
1. Im Oktober 2003 gab es anstelle des ursprünglich fabrizierten Granulats aus der Doktorarbeit die erste anwendungstaugliche Zahnputztablette. Sie ließ sich in nahezu gleichbleibender Qualität herstellen und war vom Konsumenten viel leichter zu handhaben.
2. Im Sommer 2009 wurde die Rezeptur der Denttabs vom BDIH, dem Bundesverband der Industrie- und Handelsunternehmen für Arzneimittel, Reformwaren, Nahrungsergänzungsmittel und kosmetische Mittel, als Naturkosmetik zertifiziert. Der BDIH ist eine 1951 gegründete Non-Profit-Vereinigung von Herstellern und Vertriebsunternehmen. Der BDIH-Standard hat das Ziel, den Begriff Naturkosmetik im Interesse des Verbrauchers sachlich korrekt und nachvollziehbar zu definieren und Transparenz zu schaffen. Das ist ganz in unserem Sinne. Der Standard beschreibt Anforderungen be-

züglich der Gewinnung bzw. Erzeugung der Kosmetikrohstoffe sowie deren Verarbeitung. Die Belange des Tier- und Artenschutzes werden besonders berücksichtigt. Das sorgte für noch mehr Vertrauen und Reputation bei den Kunden und den Einstieg in die Biowelt.

Zur Erklärung: Das BDIH-Prüfzeichen stellt nach eigenen Angaben des BDIH (s. www.kontrollierte-naturkosmetik.de) für kontrollierte Naturkosmetik eine vertraute Konstante im immer größer werdenden Angebot an natürlichen, pflanzlichen und biologischen Kosmetika dar. Eingeführt wurde es im Februar 2001 durch den BDIH in enger Zusammenarbeit mit namhaften Herstellern von Naturkosmetik.

Das Prüfzeichen garantiert, dass zur Herstellung der zertifizierten Produkte ausschließlich Rohstoffe eingesetzt werden, die den strengen Vorgaben, dem sogenannten »BDIH Standard«, entsprechen. Unabhängige Kontrollinstitute prüfen die angemeldeten Naturkosmetikprodukte auf ihre Inhaltsstoffe und Zusammensetzung.

Nur Erzeugnisse, die den strengen Kriterien entsprechen, dürfen das Prüfzeichen »BDIH Standard« für kontrollierte Naturkosmetik tragen. Seit der offiziellen Einführung im Frühjahr 2001 wurden bis heute rund 8.800 Produkte kontrolliert. Eine regelmäßige Prüfung der Produkte gewährleistet, dass Sie in puncto Natürlichkeit auch wirklich das bekommen, was Sie erwarten: echte Naturkosmetik – im Einklang mit Mensch und Natur.

3. Im Februar 2019 wurden die Denttabs-Zahnputztabletten bei Deutschlands führender Drogeriemarktkette, dem dm-drogerie markt, gelistet. Das Entree verschaffte die Plastikfreiheit von Produkt und Verpackung. Ein absoluter Glücksfall. Sie war förmlich getragen von der immer größer werdenden Unverpackt- und Plastikfrei-Welle. Schon kurz nach der Einführung bei dm explodierten die Verkaufszahlen. Sie erreichten in immer kürzer werdenden Zeiträumen Dimensionen, die zuvor Jahresumsätzen entsprachen. Plötzlich war ich, Axel Kaiser, der Underdog, der jahrelang von allen – mit Ausnahme der verschworenen Fangemeinde – belächelte Automechaniker, ein Held. Viele Skeptiker wandelten sich über Nacht vom Saulus zum Paulus, also in solche, die es schon immer »gewusst« haben, dass die Denttabs ein Erfolg werden.

Man sieht daran, wie lange der Weg zum Übernachterfolg tatsächlich sein kann – mehr als ein Jahrzehnt.

10.3 Networking- und Fan-Lounge

Suche dir, bevor du beginnst, Verbündete – Menschen, die sich für das interessieren, was du tust.

Paulo Coehlo

Networking ist nach meinem Verständnis keineswegs nur »nice to have« und der oft gehörte Vorwurf, Networking sei Zeitverschwendung, greift nur dann, wenn wir mit der falschen Haltung, einer überzogenen Erwartung, im ungeeigneten Umfeld und ohne genügend Know-how in Sachen Netzwerken unterwegs sind. Der Rest sind Ausreden, denn Networkingkompetenz ist ein Soft Skill, das immer mehr zum Hard Fact wird: Wer gut vernetzt war bzw. ist, kam schon immer schneller und besser voran als andere. Gute Verbindungen entscheiden bisweilen, ob man überhaupt eine Chance hat, ans Ziel zu kommen.

Für Führungskräfte – und dazu zählen natürlich auch Unternehmer und Gründer – ist Networkingkompetenz ein wesentlicher Teil der Führungskompetenz. Wer sie nicht besitzt und nicht anfängt, sie zielgerichtet aufzubauen, hat enorme Nachteile im Wirtschafts- und auch Privatleben: Er oder sie verspielt Chancen. Und wer das tut, bleibt weit hinter seinen oder ihren Möglichkeiten zurück.

Axel Kaiser ist ein grandioser Netzwerker, was er jedoch verneint. Tatsächlich ist er nicht der typische Netzwerker aus dem Lehrbuch. Dazu ist er weder strategisch noch diplomatisch genug, wenn er Leute nicht sonderlich mag. Das ist nicht immer von Vorteil. Doch für die meisten seiner Anforderungen und Ziele ist er sehr gut und zielführend vernetzt – auch über die Kontakte seiner Kontakte. Man nennt das in der Soziologie »the strength of the weak ties« – die Stärke schwacher Verbindungen. Vor allem versteht er, Menschen für die spleenigsten Vorhaben zu begeistern (s. Interview mit Tochter Emily). Viele unterstützen ihn, weil er ein netter Kerl ist und für seine Idee in einem Maße und mit einer Energie lebt, die anderen fehlt.

Das muss man ihm über einen so langen Zeitraum bei wenig ermutigendem wirtschaftlichen Erfolg erst einmal nachmachen.

10.4   Man begegnet sich im Leben immer zwei Mal: Die neuen alten Mitstreiter

Axel Kaiser sagte mir einmal, dass er am liebsten mit Menschen zusammenarbeitet, die er kennt. Insofern kann es nicht verwundern, dass er Kontakte auch dann weiterpflegt, wenn die Menschen, mit denen er zusammenarbeitet, in andere Unternehmen wechseln wie sein erster Tablettenproduzent Burghard Burczyk-Adelsberger. Seinen Rat schätzt er bis heute. Sobald sich der geschäftliche Erfolg in Form von stabilem Umsatz- und Gewinnzuwachs abzeichnete, holte Kaiser zwei andere alten Weggefährten direkt ins Unternehmen und besetzte so die zentralen Schlüsselpositionen: der Unternehmer Dr. Martin Neubauer wurde Mitgeschäftsführer, Jan Holtfreter Marketingchef.

10.5   Der Mitgeschäftsführer

Dr. Martin Neubauer ist seit Juli 2019 Mitgeschäftsführer bei Denttabs. Er kommt aus dem Bereich der Kosmetikproduktion. Doch er kennt das Unternehmen nicht erst seit 2019, sondern schon sehr lange.

Interview mit Dr. Martin Neubauer

Lieber Herr Dr. Neubauer: Wann und wo haben Sie und Axel Kaiser sich kennengelernt?

Kennengelernt haben wir uns 2010/2011 in meiner Funktion als Geschäftsführer des damals einzigen Lohnherstellers für die Denttabs-Zahnputztabletten. Da ich für Produktion und Technik zuständig war, habe ich darüber Herrn Kaiser kennengelernt. Wir haben in dieser Konstellation drei Jahre kontinuierlich zusammengearbeitet. Danach habe ich Herrn Kaiser funktionell unterstützt, indem ich die Produktion kontrolliert und letztlich auch freigegeben habe, was meinen alten Arbeitgeber natürlich mächtig geärgert hat.

Was sind aus Ihrer Sicht die drei größten Meilensteine der Denttabs-Zahnputztablette?

- Der erste Meilenstein ist, dass Axel Kaiser das mit den Denttabs überhaupt gemacht hat, dass er über den Tellerrand geschaut hat, auch wenn er das nicht direkt selbst tat. Man muss zumindest eine gewisse Offenheit mitbringen, alles infrage zu stellen und zu sagen, ich schaue da mal ganz anders drauf.

- Der zweite Meilenstein ist ein Stück weit mit meiner Person verbunden. Ich erkannte sofort, das ist ein außergewöhnliches Produkt. Doch es wurde vom Markt nicht als solches wahrgenommen. Wir hatten uns überlegt, das Produkt in seiner Position zu verändern, sodass es besser wahrgenommen wird. Wir haben daher daraus eine zertifizierte Naturkosmetik gemacht, um es von der traditionellen Zahnpasta zu trennen.

- Der dritte Meilenstein ist ganz klar die Transformation der Verpackung von der Plastikdose zum Sachet, der Tüte. Doch diese Transformation ging einen Umweg über die Unverpackt-Läden. Auch dazu bedurfte es einer Freiheit zu sagen, ich probiere etwas aus mit einem ganz anderen Anstoß. Und das hat dann dazu geführt, dass der Erfolg, der heute da ist, überhaupt da ist.

- Da setzt der vierte Meilenstein an, dass der Wert des Produkts in der Tüte immer mehr wahrgenommen wird. Auf der letzten Messe ging das Gespräch nicht mehr primär um die Tüte, die Nachhaltigkeit wurde sozusagen als erledigt abgehakt. Der Fokus wurde wieder mehr auf den Inhalt gelenkt. Das fand ich faszinierend. Diese Änderung der Mentalität wird uns auch in den nächsten ein, zwei, fünf Jahren begleiten. Denn es würde niemand das Produkt wiederkaufen, wenn er es mit Verlaub Scheiße fände. Die Bequemlichkeit würde siegen, denn Zahnpasta ist bequemer.

Waren Sie sofort von den Denttabs begeistert oder gab es einen Gewöhnungsprozess als Nutzer?

In der Nutzung gab es ganz zu Anfang bei den ersten fünf bis zehn Tabletten Gewöhnungsschwierigkeiten beim Zerkauen, weil das Mundgefühl ein ganz anderes ist als bei Zahnpasta. Doch das war für mich nicht kriegsentscheidend. Ich habe ziemlich zeitnah, nachdem ich die Denttabs und Herrn Kaiser kennengelernt habe, meine Zahnputzgewohnheiten entsprechend umgestellt. Man baut das ja auch in ein Ritual ein, ich stehe morgens auf, dusche, nehme dann eine Tablette in den Mund und putze mir die Zähne.

Da ich aus der Kosmetikproduktion komme, bin ich auf der einen Seite von Hause aus gegenüber neuen Produkten offen und auf der anderen Seite als einer, der sich auskennt, auch etwas skeptischer und kritischer. Man ist als Profi nicht unbescheiden und überlegt, wieso bin ich nicht auf die Idee gekommen, wenn einer eine offeriert. Doch was Axel Kaiser entwickelt hat, ist einfach großartig.

Denttabs sind das einzig wirklich innovative Produkt, das ich in den letzten zehn Jahren in der Kosmetikbranche erlebt habe. Die meisten Produkte, die heute in der Kosmetik gemacht werden, sind alle me-too-Produkte. Selbst die neue Haarseife denkt ja nur die altbekannte Seife neu. Bei der Zahnputztablette hat sich dagegen einer bemüht, das Problem, die Anwendung und den Nutzen neu zu denken. Das ist schon beachtlich.

Hatten Sie bisweilen Zweifel, ob da ein totes Pferd geritten wird oder Denttabs kurz vor dem Durchbruch war?

J-ein. Auf der einen Seite war die Produktinnovation nun einmal da, doch das ist wie der Wankelmotor: Manche Sachen setzen sich am Markt einfach nicht durch, die sind am Markt vorbei entwickelt. Das Gefühl hatte ich bei der Tablette nicht. Allerdings muss man die Person von Herrn Kaiser betrachten. Er ist ja charakterisiert durch eine spezielle Dickköpfigkeit, was einerseits gut ist, auf der anderen Seite auch hinderlich sein kann.

Er ging mit den Denttabs in die TV-Sendung »Höhle der Löwen«, das muss man einfach mal zur Kenntnis nehmen. Das ist ja kein Portal, wo man einfach mal so hingeht. Doch da ist er krachend gescheitert. Heute muss man nicht sagen leider, sondern zum Glück. Axel Kaiser ist es mit einer Zweitinnovation, der Verpackung, gelungen, einen Markteintritt zu gestalten, der so fulminant war, dass es fast ein Perpetuum mobile gewesen ist: Ohne Energieverlust hat sich das System verbreitet.

Das ist der Beharrlichkeit von Herrn Kaiser zuzusprechen, dass er so lange durchgehalten hat, und dass er durch Glück und Geschick so viele Leute an seiner Seite hatte, die ihn durch die ganzen Untiefen begleitet haben. Dazu gehört Herr Kieser von der Berliner Sparkasse, ohne den das Ganze wahrscheinlich schon vor fünf Jahren an der Wand geendet hätte. Ich glaube, mit den Denttabs hatte Herr Kieser ein Betätigungsfeld, das aus dem üblichen Rahmen fiel, wo seine Fantasie ein wenig mit ihm durchgehen durfte. Das Glück muss man haben, dass alles zusammenpasst, und es hat zusammengepasst. Und jetzt ist es tatsächlich so, dass das Schicksal seinen Lauf nimmt und das in freundlicher Form.

Haben Sie mit einem kommerziellen Erfolg in dieser Größenordnung gerechnet?

Ja, da ich das Produkt schon zehn Jahre kenne, davon 8 1/2 Jahre mit sehr übersichtlichem Erfolg, da habe ich das schon erwartet und erhofft, weil das Produkt definitiv gut ist: Es hat sowohl von der Funktion als auch vom Design her Marktrelevanz. Mit Design meine ich das gesamte Produktdesign: Tablette, Tablette in Tüte – es gibt die zahnmedizinischen Anforderungen und die Anforderungen, dass dieses Produkt so ökologisch wie möglich herkommt. Sie haben ungefähr einen Anteil von 5 g pro Tüte, wobei ein hoher Anteil Papier ist, zwar Frischpapier, aber eben Papier, wenn auch nicht recycelt, das geht derzeit noch nicht. Bei Zahnpasta haben Sie eine Laminattube von 20 g, man kann sie nicht komplett ausdrücken, egal wie sehr man sich anstrengt, während die Tüte komplett leer ist, wenn die Denttabs verbraucht wurden. In diesem Produktdesign ist das Produkt relevant.

Axel Kaiser steht für eine Innovation, die man ihm als Autoschrauber so gar nicht zutrauen würde.

Besten Dank für diesen Einblick, lieber Herr Dr. Neubauer.

10.6   Vom ersten Marketing-Support zur strategischen Geschäftsentwicklung

Jan Holtfreter ist seit Oktober 2019 in der Geschäftsleitung bei Denttabs und schon sehr lange ein Wegbegleiter. Er hat Axel Kaiser immer wieder mit Ideen und in der praktischen Umsetzung vor allem auch im Marketing unterstützte. Derzeit liegt sein Fokus im Hause Denttabs auf der strategischen Unternehmensentwicklung. Auch insofern ist sein Blick auf das Unternehmen aufschlussreich.

Interview Jan Holtfreter

Lieber Herr Holtfreter, wann und wo haben Sie und Axel Kaiser sich kennengelernt?

Das war 1988: Ich war Kundenberater und Netzwerkadministrator bei einer Werbeagentur in Berlin und Axel Kaiser auf der Lieferantenseite: Er hat das Netzwerk dort installiert und betreut. Axel trug immer einen roten Schal, wenn ich mich recht erinnere, und auch mehr Haar als heute, was nicht so schwer ist. Wir haben uns befreundet und waren abends oft unterwegs. Da war von gemeinsamen Geschäften noch nicht im Entferntesten die Rede.

Waren Sie sofort von den Denttabs begeistert oder gab es einen Gewöhnungsprozess als Nutzer?

Das ist eine gute Frage und schon so lange her. Dadurch, dass ich immer viele Informationen hatte durch Axel, war dieses Moment, man zerkaut die Tablette und »es ist nicht so wie Zahnpasta«, bei mir nicht so stark. Ich wusste ja, worum es geht. Das spielt eine große Rolle, denn man ist anders motiviert. Von daher kann ich nicht sagen, dass ich ein negatives Anwendungserlebnis hatte. Nie.

Was hat Sie letztlich an den Denttabs begeistert?

Die Überzeugung, dass man seinen Zähnen etwas Gutes tut. Das Prinzip von Denttabs, die Idee dahinter, nämlich die Politur statt einer abrasiven Zahnpasta, war mir eingängig und hat mich von Anfang an begeistert. Es war ein ständiger Prozess, wie Denttabs entstanden ist, wie man als Freund dabei ist und das mitverfolgt. Es gab kein Initial an einem bestimmten Tag. Anfangs war Axel noch viel für das Dentallabor proDentum® unterwegs und auch stolz, da am Menschen zu arbeiten. Denttabs war das fremde Wesen zwischen Wahnsinn und Vision und ist es ja bis heute auch irgendwie geblieben. Mit mehr Leuten und geordneter.

Hatten Sie bisweilen Zweifel, ob da ein totes Pferd geritten wird oder Denttabs kurz vor dem Durchbruch war?

Ja, der Zweifel lag darin: Wird die Welt begreifen, dass die Nutzung dieser Tablette die bessere Zahnpflege ist? Und kann man das erklären? Die Erklärungsversuche sind über Jahre hinweg eher gescheitert – aus verschiedenen Gründen, weil wir zum einen nicht das Geld hatten, große Erklärungen abzugeben, und weil zum anderen das Interesse an Zahnpasta sich oft auf den Geschmack und angepriesene Problemlösungen bezieht oder mit starken Gewohnheiten verbunden ist, gegen die ein Nischenprodukt wie eine Tablette nicht so ohne Weiteres antreten kann. Ich habe immer gesagt: »Wir kämpfen gegen den tradierten Zahnpastamarkt und die Anwendungsform.« Die Frage ist doch, wie stark setzt sich der Verbraucher mit Zahnpflege auseinander. Aber es gab eine unglaubliche Beharrlichkeit von Axel und auch seinem Bruder, die schon auch mal sehr unterschiedlicher Meinung sein können. Brüder eben. Doch Matthias hat Axel nie hängen lassen.

Haben Sie mit einem kommerziellen Erfolg in dieser Größenordnung gerechnet?

Ehrlicherweise nein. Dazu muss man sagen, dass der aktuell kommerzielle Erfolg auch stark auf dem Nachhaltigkeitsaspekt beruht und nicht nur auf Denttabs als Tablette. Doch der spielte viele Jahre keine vorrangige Rolle, obwohl es ihn gab. Wir wollen darüber aber nicht meckern.

Was sind aus Ihrer Sicht die drei, vier größten Meilensteine der Denttabs-Zahnputztablette?

- Der erste Meilenstein für mich war vom Erleben her, als Axel sagte, er mache jetzt ausschließlich Denttabs. Wenig später wurde die Denttabs GmbH gegründet und eine echte Firma geboren, die beiden Brüdern gehörte. Sie waren auch beide Geschäftsführer. Wie schon gesagt: Natürlich pendelten die Meinungen, wie man das Unternehmen am besten größer macht, gelegentlich ein wenig hin und her, wie das zwischen Brüder so ist.
- Ein anderer Meilenstein war, als Denttabs in allen Apotheken verfügbar war und damit erstmals bundesweit. Das haben wir damals auch beworben. Allein diese Botschaft »wir sind bundesweit verfügbar«, das hatte was von Marke und von »wir sind groß«, da sind wir schon einmal angekommen – unabhängig von der verkauften Menge. Durch Axels Bemühungen kamen dann immer mehr Firmenkunden dazu wie BIO COMPANY, die auch ein Ratgeber war. Auch Reformhäuser zum Beispiel.
- Ein großer Schritt war sicher auch die Umstellung auf Naturkosmetik – über den BDIH mit dem COSMOS-Siegel versehen. Mit Stevia hatten wir zudem eine Innovation. Stevia gab es bis dahin in allen möglichen Formen, aber nicht in Zahnpasta. Stevia hat bei Denttabs einen künstlichen Süßstoff ersetzt und ist hilfreich für einen gefälligen Geschmack, ohne dass die Tablette deshalb süß ist.
  Deshalb kam auf die Dose auch ein Stevia-Blatt, damit die Leute wahrnehmen: Das ist etwas Natürliches.

- Der vierte Meilenstein ist definitiv, dass Denttabs seit Anfang 2019 in einer kompostierbaren Verpackung verpackt ist und die Einlistung bei dm-drogerie markt. Mit der Verpackungsumstellung war die konsequente Ausrichtung des Unternehmens auf Nachhaltigkeit und sehr viel Rückenwind verbunden.

Herzlichen Dank, lieber Herr Holtfreter, als Wegbegleiter über 30 Jahre erlebt man viele oder womöglich alle Höhen und Tiefen mit.

10.7   Gemeinsinn leben durch Verbandsarbeit

Axel Kaiser kämpft nicht nur mit seinen Denttabs-Zahnputztabletten für Umweltschutz und dafür, dass es den Menschen besser geht. Er tut dies auf einer übergeordneten Ebene im Vorstand des Bundesverbandes Nachhaltige Wirtschaft, wo er quasi seinem Bruder Matthias nachfolgte. Er arbeitet dort eng mit seinen Vorstandskollegen und -kolleginnen zusammen wie auch mit der Geschäftsführerin des Verbands, Dr. Katharina Reuter, die ich von daher interviewte.

BUNDESVERBAND NACHHALTIGE WIRTSCHAFT (ZUVOR: VERBAND UNTERNEHMENSGRÜN)

UnternehmensGrün ist seit 1992 die politische Stimme für eine nachhaltige Wirtschaft. Der Unternehmensverband ist parteipolitisch unabhängig und als gemeinnützig anerkannt. Er setzt sich für Umwelt- und Klimaschutz ein und führt eine Reihe von Bildungsprojekten durch. UnternehmensGrün und seine mehr als 350 Mitgliedsunternehmen wollen zeigen: Wirtschaft, Soziales und Ökologie gehören zusammen. Der Verband hat beispielhaft dazu beigetragen, ökologische und soziale Nachhaltigkeitsthemen in die politische Diskussion einzubringen (Erfolge: u. a. EEG, Agro-Gentechnik-Novelle, Erleichterungen für Selbstständige und Start-ups). Immer wieder initiiert und koordiniert UnternehmensGrün Bewegungen, zuletzt die Wirtschaftsinitiative »Entrepreneurs For Future«. Über seinen europäischen Dachverband Ecopreneur.eu bezieht der Verein auch in Brüssel Stellung zu umwelt- und wirtschaftspolitischen Themen.

Interview mit Katharina Reuter

Zur Person:

Dr. Katharina Reuter ist Agrarökonomin und Geschäftsführerin des Bundesverbandes Nachhaltige Wirtschaft. Dort setzt sie sich seit 2014 für eine enkeltaugliche Wirtschaft ein, wie sie selbst sagt. »Enkeltauglich« geht in eine ähnliche Richtung wie der »enkelfähig« – ein großartiger Begriff, den sich das traditionsreiche Unternehmen Haniel auf die Fahne geschrieben hat.

Nachhaltigkeit ist einer der roten Fäden der Vita von Frau Dr. Reuter. Sie engagierte sich zunächst in Lehre und Forschung, dann im Stiftungs- und Verbandsbereich für die nachhaltige Wirtschaft. Sie ist Mitbegründerin von ecopreneur. eu (European Sustainable Business Federation) und Co-Initiatorin von Entrepreneurs For Future. Ihre Expertise ist u. a. in der Jury des Deutschen Umweltpreises und der des Deutschen Nachhaltigkeitspreises gefragt. Ehrenamtlich engagiert sich Reuter im Aufsichtsrat der Regionalwert AG Berlin-Brandenburg.

Katharina Reuter war schon als 15-Jährige politisch interessiert und für grüne Politik aktiv. Die Grünen waren damals etwas in die Jahre gekommen und hatten anders als die Altparteien keine Jugendorganisation. Als 1994 die »Grüne Jugend« gegründet wurde, war sie mit an Bord als Gründungsmitglied und als Redakteurin des bundesweiten Magazins.

Frau Dr. Reuter hatte ich im September 2014 bei einem Event, den ich für den Juniorenkreis der Berliner Wirtschaftsgespräche bei der Beratungsgesellschaft pwc veranstaltet hatte, kennengelernt. Axel Kaiser war neben dem Chef der Berlin Chemie AG, Dr. Reinhard Uppenkamp, einer meiner Diskutanten zum Thema »Mittelstand quo vadis? 25 Jahre nach dem Mauerfall ost- und westdeutsche Mittelständler im Vergleich«.

Lassen wir Frau Dr. Reuter selbst zu Wort kommen:

Liebe Frau Dr. Reuter, nutzen Sie die Denttabs bzw. welche Erfahrungen haben Sie damit gemacht?

Ich muss gestehen, ich nutze die Denttabs selbst nicht. Trotz mehrerer Anläufe im Urlaub kam ich nie über vier Tage hinaus. Das liegt nicht an der Produktqualität, ich habe einfach ein anderes Bild vom Zähneputzen im Kopf: Ich mag es, wenn es beim Zähneputzen schäumt und sprudelt. Dennoch kann ich die Argumentation von Herrn Kaiser und den Produktnutzen verstehen. Mein Mann nutzt die Denttabs übrigens seit vielen Jahren.

Gab es nie Bekehrungsversuche seitens Herrn Kaiser?

Nein, er hat nach dem ersten Bericht über den Fehlversuch nicht weiter insistiert.

Wie hatten sie die Erfolgsaussichten der Denttabs eingeschätzt? Überrascht Sie der urplötzliche große Erfolg?

Als der Siegeszug der Denttabs in den Unverpackt-Läden anfing, war mir klar, dass sich der Erfolg nicht mehr aufhalten lässt. Dieser Erfolg hat viel mit der neuen Verpackung zu tun, die Umstellung von der Plastikdose auf die kompostierbare Tüte. An der Stelle ist es auch ein Glücksfall für dieses innovative Produkt, dass es noch einmal eine Verstärkung von einer ganz anderen Argumentationsseite bekommen hat, dass es nämlich ohne Verpackung z. B. in den Unverpackt-Läden verkauft werden kann. Das kann Zahnpasta nicht. Jetzt sind wir tatsächlich an dem Punkt, wo Denttabs die traditionelle Zahnpastaindustrie mit der ganz anderen Produktphilosophie »das Fürchten lehrt«. Das freut mich total, dass Axel Kaiser da recht behalten hat.

Welche Themen beschäftigen Axel Kaiser als Vorstandsmitglied des Bundesverbandes Nachhaltige Wirtschaft besonders?

Wir haben elf engagierte Vorstandsmitglieder, die Themenschwerpunkten mitbringen. Das ist keine strikte Festlegung oder kein Hinderungsgrund, sollte auch ein anderes Thema interessieren. Wir decken so eine große Breite ab. Bei Herrn Kaiser sind es die Themen Gesundheitspolitik, Mobilität, Verpackung und Start-up Mentoring. Es ploppen ja auch immer wieder neue Themen auf, ohne dass jemand vorher explizit gesagt hat, das ist genau mein Thema. Ein Beispiel ist die Corona-Tracing-App, damit beschäftigen sich alle Vorstände, nicht nur unsere Green IT-Expertin.

Gibt es eine ultimative Anmerkung, einen schönen Satz zu Herrn Kaiser als Vorstandsmitglied?

Der schöne Satz muss unbedingt auf die politische Komponente seines Engagements eingehen. Es ist tatsächlich beeindruckend, wie Herr Kaiser nicht nur die Nachhaltigkeit am Kernprodukt in seiner Firma vorantreibt, sondern sich gleichzeitig auch auf politischer Ebene dafür einsetzt, dass sich Rahmenbedingungen des Wirtschaftens ändern. Da beweist er wahnsinnig viel Offenheit für verschiedene Formate. Er ist sowohl dabei, wenn es um die Lobbygespräche mit den Bundestagsabgeordneten oder unseren Ansprechpartnern in den Ministerien geht. Er ist aber auch dabei, wenn es heißt, wir müssen auf die Straße mit »Entrepreneurs für Future«, die Fridays For Future unterstützen. Das heißt, bei den vielfältigen Formaten auch die politischen Forderungen in die Welt zu tragen.

Besten Dank, liebe Frau Dr. Reuter, für das aufschlussreiche Gespräch.

10.8   Feine Fans – Mit Denttabs einmal um die Welt

Besondere Unterstützung gab es durch eine Berliner Vollblutunternehmerin, die ehemalige Autohausinhaberin und preisgekrönte Rallyefahrerin Heidi Hetzer, die leider 2019 von uns ging. Ihr stets strahlendes (Denttabs-)Lächeln war legendär. Sie war ein echter Fan und hat die Denttabs vielfach empfohlen.

Als Heidi Hetzer 2014 im zarten Alter von 77 Jahren ihre fast zweieinhalbjährige Weltreise mit ihrem Oldtimer, dem Hudo, einem damals 84-jährigen Hudson, antrat, war Denttabs einer der offiziellen Weltreisesponsoren. Eigens produzierte Denttabs-Aufkleber zieren bis heute den schönen Hudo. Axel Kaiser kam dabei finanziell glimpflich weg, denn Heidi Hetzer machte das aus alter Verbundenheit mit mir: Er musste nicht Tausende von Euro bezahlen, ein großzügig kalkulierter Denttabs-Reisevorrat für die gesamte Reisedauer war sein Sponsoringbeitrag.

Doch der Denttabs-Reisevorrat machte sehr viel Sinn, weil Heidi Hetzer kein Begleitfahrzeug für Proviant und Vorräte hatte. Da machen vier Sechsmonatsdosen Denttabs anstelle von 24 sperrigen und viel schwereren Zahnpastatuben einen großen Unterschied. Doch der Hauptvorteil der Denttabs gegenüber Zahnpasta war, dass man gar kein oder nicht viel Wasser zum Ausspülen braucht – in vielen Teilen der Welt ist der Zugang zu sauberem Wasser schwierig und Zahnpasta kann auch einfrieren.

Als Heidi Hetzers 80. Geburtstag anstand, sprach sie mich an, dass der Mann mit den »Denta-Tabs« unbedingt dabei sein müsse. Man bedenke, es waren »nur« 200 enge Freunde aus aller Welt eingeladen und mittendrin Axel Kaiser, den sie nur über seine Zahnputztabletten kannte. Wir dachten uns etwas Besonderes aus, einen riesigen Blumenstrauß, in den kleine Bündel von Denttabs-Zahnbürsten und Zweimonats-döschen eingebunden waren. Dazu gab es »lebenslänglich« – einen Gutschein für lebenslang kostenfreie Denttabs.

Heidi Hetzer freute sich riesig, doch rüffelte sie Axel Kaiser und mich, weil wir den Strauß (abgestimmt mit den Organisatoren) nicht auf der Bühne überreicht hatten. »Da hättet Ihr doch Reklame gehabt!«. Heidi Hetzer war ein Marketinggenie. Es würde ihr gut gefallen, dass die Denttabs endlich auf Erfolgskurs sind. Ihr Motto lautete nämlich: »Aufgeben gibt's nicht!«, womit sie Axel Kaiser sehr ähnelt.

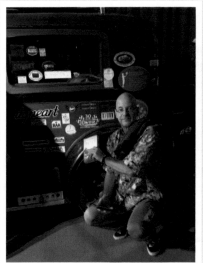 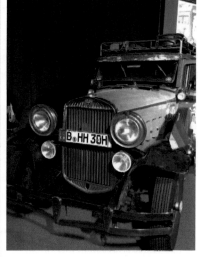

Abb. 16: Axel Kaiser vor dem Denttabs-Logo auf Heidi Hetzers Hudson (links). Hudson Greater Eight, »Hudo«, Baujahr 1930 (rechts)

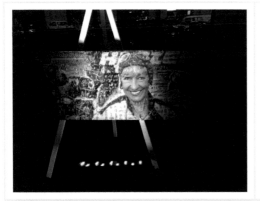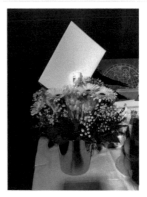

Abb. 17: Heidi Hetzer (links). Blumenstrauß mit Denttabs-Zahnbürsten und Denttabs-Dose zum 80. Geburtstag von Heidi Hetzer (rechts)

10.9 Axel Kaiser und seine feinen Netzwerke

Ich befragte Axel Kaiser vor dem ersten Corona-Lockdown 2020 zum Thema Networking, als das bewährte analoge Netzwerken noch in ganz anderem Umfang möglich war als danach. Ich hoffe, dass wir, die wir alle an Zoom-Fatique und Homeoffice-Müdigkeit leiden, bald wieder analoges und digitales Networking in der Form leben können, die wir selbst wählen und nicht verordnet bekommen.

Lieber Herr Kaiser, was verstehen Sie unter Networking?

Seilschaften.

Das klingt so negativ. Seilschaft haben am Berg so manchem das Leben gerettet.

Ich weiß. Es ist genau das Gleiche: Ich suche mir auch Leute, die ich kenne, und mache lieber Geschäft mit ihnen. Ich bin kein Freund von Ausschreibungen mit Leuten von irgendwoher auf der Welt, selbst wenn sie zertifiziert sind. Mir ist wichtig: Können sie den Job oder können sie ihn nicht. Ein Zertifikat beweist das noch nicht. Ich muss meinen Geschäftspartnern ins Auge schauen und mit ihnen reden können. So entstehen Seilschaften. Das gilt in kleineren Communities umso mehr.

Das Problem ist nicht die Seilschaft. Das Problem ist der Umgang mit diesem Netzwerk und der mögliche Missbrauch. Jeder versucht, Leute kennenzulernen und zu akquirieren, mit denen er etwas ›unternehmen‹ kann. Ist nicht auch eine Beziehung im Grunde ein Netzwerk?

Hatten Sie ein einschneidendes Networkingerlebnis?

Also ich kann mit Sicherheit sagen, dass mich Visitenkartenpartys nicht vorangebracht haben. Diese aufgesetzten Netzwerkveranstaltungen haben für mich zu nichts geführt. Sie haben nur Zeit gekostet. Was mir geholfen hat, war die Teilnahme an Veranstaltungen, bei denen ich oft den einen oder die andere kennengelernt habe. Daraus haben sich dann mitunter sogar persönliche Beziehungen ergeben, die mir gerade jetzt in dieser aufregenden Wachstumsphase helfen können.

Wie halten Sie Kontakt mit der Denttabs-Community?

Mit der Denttabs-Community sind wir nur online aktiv, vor allem auf Plattformen wie Instagram, im direkten Kontakt auf Messen und Veranstaltungen. Und wir haben sogar einen Newsletter. Aber vieles ist auch bei diesem Thema noch in der Entwicklung.

Welchen Networking-Tipp geben Sie jungen Leuten zu Berufsbeginn?

Menschen kennenlernen, Freunde im Geiste finden. Offen zu sein für Erkenntnisse und nicht zu zielgerichtet vorzugehen. Breit lernen, aber im Handeln fokussiert zu sein. Lernen, wie andere Probleme lösen, und überlegen, wie es möglicherweise besser geht. Methoden, durch die unsere Probleme entstanden sind, helfen wahrscheinlich nicht, genau diese Probleme zu lösen.

Welchen Networking-Tipp geben Sie Berufserfahrenen mit – gefühlt oder tatsächlich – wenig Zeit?

Die Bereitschaft in sich zu finden, mit anerzogenen Wissen zu brechen, und die ›kindliche‹ Neugier für sich neu zu entdecken.

Besten Dank!

Da ich Axel Kaiser 2019 für mein drittes Buch über das Netzwerken: »Vergesst Networking – oder macht es richtig! … sonst sind 90 % der Kontakte für den Müll!« interviewt hatte, möchte ich diesen Auszug mit Ihnen teilen. Damals zeichnete sich der künftige Erfolg gerade erst ab:

Wenn ich mich und diejenigen betrachte, die über mich die Denttabs-Zahnputztabletten schätzen lernten – angefangen von meiner Mutter bis zu unserer Freundin Heidi Hetzer, die sie mit auf die zweijährige Weltreise mit ihrem Oldtimer nahm –, dann habe ich den Eindruck, wir sind eher eine Community als normale Kunden. Täuscht der Eindruck?

Das ist richtig und der Grund liegt auf der Hand: Wir verkaufen weniger ein Produkt, als die Erkenntnis, dass plastikfrei möglich ist und Zahnpflege anders geht. Bevor wir im Februar 2019 ins Sortiment der dm-Ddogerie märkte aufgenommen wurden, hatten wir im Grunde nur Fans, die aus tiefer Überzeugung kauften, keine Kunden im klassischen Sinn. Erst jetzt gibt es anonymisierte Kundenbeziehungen größeren Umfangs. Spätestens im Herbst werden diese neuen Kunden Positives der Art zu berichten haben, dass ihr Zahnarzt ob des deutlich besseren Erscheinungsbildes irritiert war, dass es von Bekannten Komplimente gab, weil die Zähne neuerdings glänzen und heller sind.

Was würden Sie tun, wenn man Ihnen pro Woche 2 – 3 Stunden zur freien Verfügung fürs Netzwerken schenkt?

Ich würde versuchen, mit Menschen, die nicht zu meiner »Blase« passen, ins Gespräch zu kommen.

TEIL 5: Rückblick braucht Ausblick

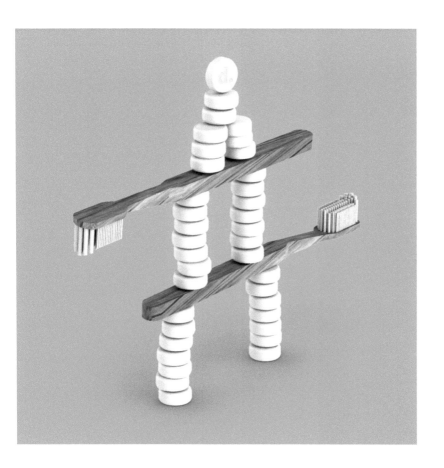

> Veränderung wird nicht kommen, wenn wir auf eine andere Person oder auf eine andere Zeit warten. Wir sind die, auf die wir gewartet haben. Wir sind die Veränderung, nach der wir suchen.
>
> Barack Obama

Was sagt der Mann mit der Pille für die Zähne selbst?

Herr Kaiser, würden Sie das Abenteuer heute nochmals starten – ohne den erfolgreichen Ausgang von 2019 zu kennen, wenn da ein Doktorand um Hilfe bittet?

Ich fürchte, ja. Es ist auch jetzt so, dass ich mich leicht für neue, andere, gerne auch disruptive Ideen begeistere.

Ich habe bei uns beispielsweise durchgesetzt, dass wir für rund 6.000 € Eintrittskarten gekauft haben für die Aktion am 5. Juni 2020 im Olympiastadion, bei der es darum ging, 90.000 Menschen zusammenkommen und gemeinschaftlich live über Petitionen im Sinne des Gemeinwohls abstimmen zu lassen. Das ist Demokratie. Der Event sollte über die Eintrittskarten finanziert werden im Rahmen eines Crowdfundings. Und tatsächlich hat das geklappt. Leider musste das ganze Projekt dann aufgrund der Pandemie abgesagt werden.

Vermissen Sie etwas aus der Zeit vor 2019?

Ja! Mein Büro, ich habe kein Büro mehr. Ich habe tatsächlich nur noch einen Stehtisch und einen Barhocker. Weil so viele Mitarbeitende dazugekommen sind. Wir konnten räumlich nicht so schnell wachsen. Also haben wir die vorhandenen Flächen maximal ausgenutzt.

Wieso kam das mit dem Büro wie aus der Pistole geschossen?

Das große Büro ist ein Synonym für die Zeit vor dem Erfolg. Ich hatte zwar einen großen Raum für mich, aber eben auch keinen wirtschaftlichen Erfolg. Jetzt kommt der Erfolg, dafür habe ich kein eigenes Büro mehr. Ein guter Tausch!

Und wie ist es inhaltlich?

Der Sprung hat weitestgehend geklappt. Denttabs sind nun vergleichsweise groß und bekannt, nahezu berühmt, und damit habe ich ein wesentliches Ziel erreicht, und könnte mich im Grunde zurückziehen. Alles, was jetzt kommt, Vermarktung, Weiterentwicklung des Produkts etc., können andere viel besser als ich. Das Team entwickelt sich immer besser, und ich wirke mehr und mehr im Außen. Gebe also Interviews, erzähle die Geschichte und die tiefer liegenden Zusammenhänge, helfe beim Onboarding neuer Mitarbeitenden, damit sie den Geist von Denttabs besser verstehen.

Welche neuen Eigenschaften brauchen Sie seit 2019?

Erfolg bringt viele Veränderungen mit sich. Ich musste z. B. lernen, dass wir jetzt über selbst verdientes Geld verfügten. Ich musste lernen, dass wir uns Dinge, die wir operativ brauchten, einfach kaufen konnten.

Lange kein Geld zu haben, prägt und verengt den Horizont, wenn man sich davon nicht befreien kann.

Vielleicht ist es ein Vorteil, nicht mehr ganz jung zu sein, und so lange dafür gekämpft zu haben: Ich habe keine wirklichen »Bedürfnisse« mehr, die mit Geld befriedigt werden könnten. Ich brauche kein symbolträchtiges Auto o. ä. Aber es ist ein gutes Gefühl, dass wir uns die Dinge, die wir für unsere Arbeit benötigen »einfach so« leisten können. Auch Mitarbeitende einstellen und gut bezahlen zu können ohne Existenzangst tut gut.

Einen Punkt haben wir nicht angesprochen: Delegation. Sie hatten ja keinen Mitarbeiterstab.

Ich hatte lange Jahre nur einen Mitarbeiter für das operative Geschäft. Und im Grunde gab es ja auch nicht viel zu delegieren. Mit dem zunehmenden Erfolg hat sich das stark verändert. Und es ist schon eine Herausforderung, mit immer mehr Menschen zusammenzuarbeiten. Auch für mich persönlich! Aber es wird Tag für Tag besser. Es findet sich langsam das Team, dem ich vertraue, dass alle ihr Bestes geben, um den Erfolg von Dauer werden zu lassen.

Haben sich die Menschen um Sie herum verändert, als 2019 plötzlich der Erfolg kam? Begegnen Ihnen mehr Speichellecker?

Ich würde den Begriff so nicht wählen. Aber es ist naheliegend, dass ein erfolgreiches Unternehmen von Lieferanten der unterschiedlichsten Art eher angesprochen wird, als eine Idee, die für nichts bezahlen könnte.

Was würden Sie Ihrem jüngeren Ich nach Abschluss der Lehre sagen?

Sie wissen schon, dass ich meine Lehre etwas spektakulär abgeschlossen habe?

Nein, das weiß ich nicht.

Also ich habe nach der Schule eine Lehre als Automechaniker angefangen, womit ich ja gerne kokettiere. Etwas ein halbes Jahr vor Ende der Lehrzeit konnte ich mit Zustimmung meines Lehrbetriebs und meiner Berufsschule bereits meinen Zivildienst angefangen. Und ein halbes Jahr nach Beginn des Dienstes habe ich dann tatsächlich meine Prüfung gemacht. Und bestanden.

Dieser vorzeitige Beginn war für mich deshalb so wichtig, weil ich so den Job eines Klassenkameraden übernehmen konnte, bei dem es um Computerprogrammierung ging. Das Thema interessierte mich sehr. Aber damals, in den 1980er-Jahren, steckte das alles noch in den Kinderschuhen.

Ich würde meinem jüngeren Ich sagen: »Alles richtig gemacht. Im Nachhinein alles richtig gemacht«.

Ich muss meinem Schicksal wirklich dankbar sein: Zu Ende der Schulzeit hätte das auch schiefgehen können. Ich hätte ohne Weiteres vom Lebenswandel her auch dort landen können, was man die schiefe Bahn nennt. Das wäre nur ein sehr kleiner Schritt gewesen. Doch ich bin nicht sehr stolz auf manches, was ich zu der Zeit gemacht habe und mitzuverantworten hatte. Als Erfahrung ist es unbezahlbar. Doch manches hätte richtig Ärger geben können.

Nachwort

Liebe Leserinnen, liebe Leser, es gibt im Leben kein »Wasch mir den Pelz, aber mach mich nicht nass.« Es wird immer Brüche und Zäsuren geben, wir bekommen Blessuren ab, möchten bisweilen alles hinwerfen. Doch das Wichtigste ist, unser Leben zu leben und nicht das, das andere für uns vorsehen. Sie erinnern sich: Das größte Bedauern Sterbender ist, genau das versäumt zu haben.

Schauspiellegende Anthony Hopkins meldete sich am 30. Dezember 2020 bei Twitter mit einer Grußbotschaft für 2021 zu Wort und zog ein Resümee über sein Leben, das er 45 Jahre zuvor beinahe mit seiner Trunksucht ruiniert hätte. Ihn rettete der kurze Gedanke: »Willst du leben oder sterben?« Er wollte leben. Hopkins beendete die Botschaft mit den wunderbaren Worten:

> »Today is the tomorrow you were so much worried about yesterday. To young people: Don't give up. Keep fighting, be bold and mighty forces will come to your aid.«

Also sinngemäß: »Heute ist das Morgen, vor dem Du gestern so viel Angst hattest. Ihr jungen Leute: Gebt nicht auf. Kämpft weiter, seid tapfer und mächtige Kräfte werden Euch zu Hilfe eilen.«

Tat er da wohl eine Anleihe beim werten Geheimrat Goethe, der lange zuvor erkannt hatte:

> »In dem Augenblick, in dem man sich endgültig einer Aufgabe verschreibt, bewegt sich die Vorsehung auch. Alle möglichen Dinge, die sonst nie geschehen wären, geschehen, um einem zu helfen. Ein ganzer Strom von Ereignissen wird in Gang gesetzt durch die Entscheidung, und er sorgt zu den eigenen Gunsten für zahlreiche unvorhergesehene Zufälle, Begegnungen und materielle Hilfen, die sich kein Mensch vorher je so erträumt haben könnte. Was immer Du kannst, beginne es. Kühnheit trägt Genius, Macht und Magie. Beginne jetzt.«

Oscar-Preisträger Matthew McConaughey sieht es ähnlich wie Anthony Hopkins und ermutigt uns in seiner Biografie »Greenlights« dazu, aus gelben und roten Ampeln grüne Ampeln zu machen, indem wir Wege suchen, uns reinhängen und zu unseren Ideen bekennen.

Stellen Sie Ihre Ampeln bitte auch auf #Greenlights. Axel Kaiser hat es getan. Ein Leben kämpfte er lang gegen alle Widerstände und wie es schien: gegen alle Vernunft. Er hat sich durch alles durchgebissen, ging mit dem Kopf durch manche Wand. Er hat die Denttabs-Zahnputztablette zum Erfolg geführt. Er, der belächelte Underdog, der Quereinsteiger, der Mann ohne dickes Bankkonto wurde mit den Deutschen Nachhaltigkeitspreis 2021 ausgezeichnet. Und ja, es gibt endlich finanziellen Erfolg – es klingelt in der Kasse. Sehr verdient meine ich.

Da ich diese Erfolgsgeschichte miterlebt habe und miterlebe, sage ich Ihnen: Was Axel Kaiser kann, können Sie auch. Fangen Sie an mit der Verwirklichung Ihrer Ideen.

Geben Sie sich grünes Licht. SOFORT! Seien Sie wie Denttabs: Retten Sie die Welt ein wenig – oder Ihre Träume. Das ist jeden Aufwand Wert. Viel Glück. Good Luck. Bonne Chance. Den ganz Jungen sage ich: Haut gefälligst rein, macht Euer Ding – ihr habt nur ein Leben …

Dank der Autorin

An erster Stelle gebührt Axel Kaiser Dank, der meine Idee, die verrückte Geschichte seiner Denttabs-Zahnputztabletten und seines Unternehmens in Buchform zu gießen, begeistert aufnahm. Er stand mir in vielen Interviews Rede und Antwort. Es waren Gespräche, die weit über Welt der Zahnpflege hinausführten und sich um Nachhaltigkeit, Innovation, Unternehmergeist und unternehmerische Verantwortung drehten. Obwohl wir uns über zwölf Jahre kennen, war mir vieles neu.

Herrn Prof. Michael Braungart, Vorsitzender und wissenschaftlicher Leiter des Hamburger Umweltinstitut e. V., danke ich für sein überaus inspirierendes Vorwort. Als Gründer der »Cradle to Cradle«-Bewegung und Jury-Mitglied des Deutschen Nachhaltigkeitspreises steht er wie kaum ein anderer national und international für Nachhaltigkeit. Ihn für das Vorwort zu gewinnen, war mir Freude und Ehre zugleich.

Dieses Buch über die Denttabs hätte ich ohne meine Interviewpartner aus dem engeren und weiteren Denttabs-Kosmos nicht schreiben können. Jeder Einzelne hat durch seine persönliche und fachliche Sicht dazu beigetragen, die unterschiedlichen Facetten der Persönlichkeit von Axel Kaiser und seines Erfolges einzufangen. Einige Gesprächspartner erlebten den Aufstieg der Denttabs von Beginn mit an wie Matthias Kaiser, der Bruder und Mitgründer der Denttabs GmbH, sowie die Mediziner Prof. Peter Gängler und Dr. Hendrik Eifler. Manche begleiten Axel Kaiser nur in bestimmter Funktion. Wieder andere sind erst in einer späten Phase hinzugestoßen wie Jürgen Müller, der Erfinder und Hersteller der innovativen plastikfreien Denttabs-Verpackung, und Dagmar Glatz, die Nachhaltigkeitsbeauftragte von dm-drogerie markt. Alle haben die Erfolgsgeschichte beflügelt.

Ich danke Emily und Matthias Kaiser sowie in alphabetischer Reihenfolge den Wegbegleitern Burghard Burczyk-Adelsberger, Dagmar Glatz, Dr. Hendrik Eifler, Prof. Dr. Peter Gängler, Milena Glimbovski, Jan Holtfreter, Holger Kieser, Jürgen Müller, Dr. Martin Neubauer, Pia Resch und Dr. Katharina Reuter für die interessanten, vertrauensvollen Gespräche und ihre Einschätzungen.

Doch es ist noch mehr Dank auszusprechen: Beim Haufe Verlag war das Buch in besten Händen. Ich danke Heiner Huß, den meine Buchidee zu überzeugen vermochte, ebenso wie seinen Mitarbeitern, allen voran dem engagierten Grafiker, der mit seinen wunderbar unterschiedlichen Coverentwürfen die »Qual der Wahl« auslöste.

»Mit Biss und Ausdauer« ist das nunmehr vierte Buch, das Dr. Thomas Möbius als internes Lektorat begleitet hat. Sein Rat war erneut eine wichtige Unterstützung – er weiß, wie ich ticke, kennt meine Themen und bleibt doch kritisch-distanziert in der Sache. Herzlichen Dank dafür.

Kein Buch ohne den Rat des Inner Circle – das gilt insbesondere bei den Titeln und Covergestaltungen. 1000 Dank an Reiner App, Stephanie Arndt, Hans-Jochen Fröhlich, Dr. Markus Lemmens, Martin Spilker und meine kluge Mutter.

Zudem danke ich Thomas Ammon sehr. Kinga Kökény und Stephan Pfob wird gedankt für differenzierte Einschätzungen zu einem Zeitpunkt, als ich vor lauter Bäumen den Wald nicht mehr sah.

Sollte ich jemanden vergessen haben, möge mir verziehen werden. Das Vergessen bezieht sich nur auf diese Momentaufnahme, nicht auf die Unterstützung.

Nicht zuletzt sei den Musen für all die wertvollen Musenküsse gedankt und die Inspiration, die am Wegesrand lauerte, wie eine unvermittelte Buchempfehlung meiner Freundin Carmen Chammas, die mir Zugang zu einer völlig neuen Welt eröffnete, der lehrreichen Gedankenwelt des Drehbuchschreibens: »Save the Cat« von Blake Snyder.

Es ist ein großes Privileg und Grund dankbar zu sein, so viele hochqualifizierte Unterstützer – darunter viele Autorenkollegen – zu haben. Insofern ist es zutreffend: Keiner schreibt ein Buch ganz allein.

Zeittafel

1992	Gründung ProDentum®
Oktober 2003	Geburtsstunde der Denttabs-Zahnputztablette
2004	Ausnahmegenehmigung für erhöhten Fluoridgehalt
2004	die »Rezeptur« steht fest, angenehm im Geschmack und in der Anwendung
2006	Listung bei Zahnfreundlich
	Eigenmarke bei dm vorbereitet
2007	Eigenmarke bei dm: dontodent-Zahnputztabletten
	Listung bei Budnikowski
2009	BDIH_Zertifizierung als Naturkosmetik
	Stevia-Verwendung
2009	Gründung der Denttabs innovative Zahnpflegegesellschaft mbH
2012	Einlistung bei BIO COMPANY
2014	Fluoridfreie Variante der Denttabs
2017	Einführung in den Unverpackt-Abteilungen der BIO COMPANY
Sommer 2018	Start in der Welt der Unverpackt-Läden
2018	Bambuszahnbürste
2019	endgültiger Abschied von Plastikdose und Plastikzahnbürste
Februar 2019	Einlistung bei dm, Einstieg in den Massenmarkt
Dezember 2020	Auszeichnung mit dem Deutschen Nachhaltigkeitspreis Design 2021

Die Kaiser Family
Das Triumvirat mit Dame

Matthias Kaiser	der Älteste von vier Geschwistern
Christoph Kaiser	der Mittlere
Axel Kaiser	der jüngste der drei Brüder
Lilian Kaiser	Schwester – die jüngste der vier Kaiser-Geschwister

Die nächste Generation

Emily Kaiser	Tochter von Kerstin Böhme und Axel Kaiser

Anhang – Begriffe

Die Begriffserklärungen entstammen www.duden.de. Ausnahmen hiervon nennen die alternative Quelle.

- **abrasiv**
von reibender, schleifender Wirkung und dadurch glättend, reinigend oder abnutzend

- **Anmischung**
Bestimmtes Herstellungsverfahren. Anmischen bedeutet durch Mischen herstellen.

- **Blister**
[festere, geformte und durchsichtige] Kunststofffolie zur Verpackung [kleinerer] Waren

- **BUND**
Bund für Umwelt und Naturschutz Deutschland e.V. (BUND) – Friends of the Earth Germany

- **Bundesverband Nachhaltige Wirtschaft**
siehe Verband Unternehmensgrün

- **Clean Cosmetics**
Clean Cosmetics oder auch Clean Beauty sind keine geschützten Begriffe. Dementsprechend wird Unterschiedliches darunter verstanden.

Das Unternehmen Douglas definiert auf www.douglas.de: »**Clean Beauty** steht für **tierversuchsfreie Produkte**, die **ohne bestimmte, kontrovers diskutierte Inhaltsstoffe** produziert werden. Das »**clean**« **steht** dabei nicht für »besser als«, sondern **für** »**frei von**«. CLEAN BEAUTY ist nicht gleichzusetzen mit »natürlich«, »vegan« oder »frei von jeglichen synthetischen Inhaltsstoffen«.

dm-drogerie markt hat eine eigene clean-beauty-Kosmetikline/Eigenmarke entwickelt und bietet Clean Beauty-Produkte anderer Marken an.

Einen guten Überblick verschafft der Artikel »Nachhaltig, vegan, natürlich, organisch! Der Clean-Beauty-Guide von Vogue« vom 20. März 2019 in der Vogue https://www.vogue.de/beauty/artikel/clean-beauty

- **Cradle to Cradle**

Gablers Wirtschaftslexikon

1. Begriff: Mithilfe des Cradle-to-Cradle-Konzepts soll die Intelligenz natürlicher Systeme für die Entwicklung neuer Produkte genutzt werden. Hierzu zählen z. B. die Effektivität des Nährstoffkreislaufs.
2. Ziel: Ziel ist es, eine friedliche Koexistenz von Wirtschaft und Natur zu ermöglichen.

Entwickelt wurde das Konzept durch Braungart und McDonough (vgl. Braungart/McDonough 2005). Es folgt dabei dem Grundgedanken, das Abfall gleichbedeutend mit Nahrung ist. Der »Cradle-to-Cradle«-Gedanke will das »Cradle-to-Grave«-Modell ablösen, in dem Stoffströme, die mit dem Produkt zusammenhängen, als unerwünschter Output in die Natur zurückgegeben werden, ohne je wieder für eine Nutzung vorgesehen zu sein und darüber hinaus die Umwelt mit Schadstoffen anreichern. Anstelle dessen sollen Verbrauchsgüter in einem biologischen Nährstoffkreislauf geführt werden und Gebrauchsgüter in technischen Kreisläufen organisiert werden.

- **Einleitung**

Zahnwurzelentzündung laut DocMedicus www.gesundheits-lexikon.com

- **Fluorid**

Salz der Flusssäure

- **Formulierung**

Brockhaus: Formulierung, *chemische Technik:* Bezeichnung für die Zubereitung einer biologisch wirksamen Substanz mit Hilfsstoffen (z. B. Granulat)

- **Heldenmarkt**

Der Heldenmarkt ist eine der führenden Verbrauchermessen für nachhaltigen Konsum. Mehr dazu bei www.heldenmarkt.de

- **Karies**
akuter oder chronischer Zerfall der harten Substanz der Zähne

- **kariogen**
Karies auslösend oder Karies fördernd

- **Listung**
Gablers Wirtschaftslexikon https://wirtschaftslexikon.gabler.de/definition/listung-40381: Aufnahme eines Produkts in das Sortiment eines Handelsbetriebs.

- **Lohnhersteller**
Gablers Wirtschaftslexikon https://wirtschaftslexikon.gabler.de/definition/unmittelbar kundenorientierte-produktion-50403?redirectedfrom=38481:

Auftragsproduktion, Bestellproduktion, Kontraktproduktion, Kundenproduktion, Vertragsproduktion; Elementartyp der Produktion (Produktionstypen), der sich aus dem Merkmal der Intensität der Beeinflussung der Produktgestaltung durch den Käufer ergibt.

- **Nachhaltigkeitsziele der Agenda 2030 oder Sustainable Development Goals (SDGs)**
mehr Informationen unter https://www.bundesregierung.de/breg-de/themen/nachhaltigkeitspolitik/nachhaltigkeitsziele-verstaendlich-erklaert-232174

- **Original Unverpackt**
Auf www.original-unverpackt.de ist zu lesen: »Original Unverpackt hat sich als erster Supermarkt weltweit dem Zero-Waste-Lifestyle gewidmet. In unseren Berliner Läden und dem Online-Shop bieten wir organische, natürliche und nachhaltige Produkte an.« Gegründet wurde der Original Unverpackt-Laden von der preisgekrönten Unternehmerin Milenea Glimbovski.

- **Parodontitis**
[eitrige] Entzündung des Zahnbetts

- **Stevia**
aus der gleichnamigen, im tropischen und subtropischen Südamerika heimischen Pflanze gewonnenes Süssungsmittel

- **Titandioxid**

Die Definition stammt von der Titanium Dioxide Manufacturers Association (TDMA). Sie vertritt die wichtigsten Produzenten von Titandioxid (TiO2) und ist seit 1974 deren Interessenvertretung in Europa. DMA: https://tdma.info/de/was-ist-titandioxid/

Titandioxid ist eine weiße, anorganische Verbindung, die seit ca. 100 Jahren bei einer Vielzahl von unterschiedlichen Produkten verwendet wird. Aufgrund seiner ungiftigen, nicht reaktiven und aufhellenden Eigenschaften, verbessert es ohne Risiko den Weißegrad und die Helligkeit von vielen Stoffen. Es ist das weißeste und hellste bekannte Pigment mit reflektierenden Eigenschaften, das UV-Strahlen sowohl streuen als auch absorbieren kann. <...> Titandioxid (TiO2) ist ein notwendiger und wichtiger Inhaltsstoff in Hunderten von Produkten, wie Farbe, Kunststoffen, Tinte, Papier, Arzneimitteln und Lebensmitteln.

- **Verband Unternehmensgrün** – nunmehr Bundesverband Nachhaltige Wirtschaft https://www.bnw-bundesverband.de

- **Verbundmaterial oder Verbundwerkstoff**

Laut chemie.de ist ein **Verbundwerkstoff** ein Werkstoff aus zwei oder mehr verbundenen Materialien. Der Verbundwerkstoff besitzt andere Werkstoffeigenschaften als seine einzelnen Komponenten. Für die Eigenschaften der Verbundwerkstoffe sind stoffliche Eigenschaften und Geometrie der Komponenten von Bedeutung. Insbesondere spielen oft Größeneffekte eine Rolle.

- **Zero Waste**

Zero Waste Deutschland schreibt auf https://www.zero-waste-deutschland.de/zero-waste-basics/#toggle-id-1:

Zero Waste hat das Ziel im Alltag Müll zu vermeiden und nichts mehr auf die Müllkippen zu schicken. Dabei stützt sich die Zero-Waste-Bewegung auf fünf R:

1. Refuse: Verzichte auf das, was du nicht wirklich brauchst.
2. Reduce: Reduziere, die Dinge, die du konsumierst.
3. Reuse: Verwende so viel wie möglich wieder.
4. Recycle: Recycle nur das Nötigste.
5. Rot: Kompostiere die Abfälle, die nicht anderweitig verwendet werden können.

Ein weiterer wichtiger Punkt beim Zero Waste ist das Hinterfragen des eigenen Konsumverhaltens. Wie oft kaufen wir Dinge, die wir am Ende kaum oder sogar ungenutzt wieder wegschmeißen?

Quellen

Martina Haas, Crashkurs Networking: In 7 Schritten zu starken Netzwerken, C.H.Beck, 2. Auflage 2016

Martina Haas, Vergesst Networking - oder macht es richtig: ... sonst sind 90 Prozent der Kontakte für den Müll, Vahlen, 2019

Martina Haas, Löwen-Strategie: Wie Sie in 4 Stunden mehr erreichen als andere am ganzen Tag, C.H.Beck, 2017

Wolf Lotter, INNOVATION – Streitschrift für barrierefries Denken, Edition Körber, 2018

Die Autorin

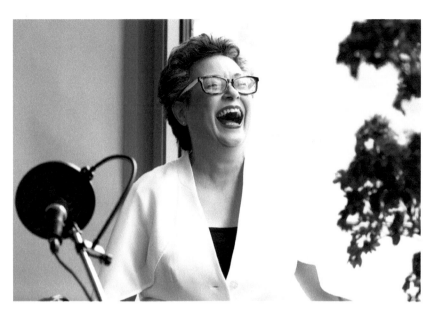

Martina Haas ist Expertin für Networking & Kommunikation, Keynote Speaker, Dozentin und Mentorin. Von Hause aus ist sie Rechtsanwältin mit langjähriger Führungserfahrung in einem internationalen Banken- und Immobilien-Konzern. Sie begeistert mit Keynote Speeches und Strategie-Workshops zu professioneller Vernetzung und Karriere-Strategien. Dabei gewährt sie tiefe Einblicke in die Mechanismen des Geschäftslebens und wie man sie sich zunutze macht. Es geht ihr nicht um den schnellen, sondern um nachhaltigen Erfolg.

Das ERFOLG Magazin zählt Martina Haas seit Jahren zu den 500 wichtigsten Köpfen der Erfolgswelt. Zu ihren Kunden und Lesern gehören Unternehmer, Selbstständige, Führungskräfte, berufserfahrene Mitarbeiter sowie ambitionierte Nachwuchskräfte. Sie alle schätzen den Pragmatismus und den Weitblick von Martina Haas.

Die Bestsellerautorin beschäftigt sich seit über einem Jahrzehnt mit Business Networking und verfasst hierzu Bücher und Fachbeiträge. »Mit Biss und Ausdauer – Die

Erfolgsgeschichte der Pille für die Zähnen« ist das sechste Buch von Martina Haas. Sie beschreitet als Autorin damit nur scheinbar einen ganzen neuen Weg: Auch hier geht es um Nachhaltigkeit – ein nachhaltiges Produkt und nachhaltigen Erfolg. Und genau den ermöglichten dem Mann hinter der Pille für die Zähne, Axel Kaiser, seine starken Netzwerke. So schließt sich der Kreis.

Martina Haas ist ein gefragter Gesprächspartner der Medien und kommt in vielen Podcasts zu Wort. Zudem ist sie in den Social Media sehr aktiv – bevorzugt auf LinkedIn. Sie lädt Sie herzlich ein, sich dort mit ihr zu vernetzten und auszutauschen:

LinkedIn –Icon   www.linkedin.com/in/martinahaas/
Xing-Icon   www.xing.com/profile/Martina_Haas
Twitter-Icon   www.twitter.com/haasberlin
Facebook-Icon   www.facebook.com/haasberlin

Sie wollen Martina Haas als Rednerin für Vorträge buchen?

Es gibt viele gute Gründe dies zu tun. Gerne können Sie das Speaker-Profil »8 GUTE GRÜNDE, Martina Haas zu buchen« via www.martinahaas.com/8-gute-gruende/ als pdf downloaden. Sprechen Sie das Management von Martina Haas telefonisch über 030 – 88 91 65 90 oder per E-Mail über info@martinahaas.com an. You are welcome.

Mehr Informationen finden Sie auf www.martinahaas.com

Vergesst Networking – oder macht es richtig!

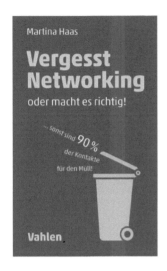

Networking verkürzt mit exklusiven Informationen, Rat und Weiterempfehlungen den Weg zum Erfolg. Sie haben die Wahl, professionell wertvolle Beziehungen aufzubauen, die Türen öffnen, anstatt mit planlosem Kontaktsammeln Zeit zu vergeuden. Vergessen Sie Ausreden und Fehlannahmen. Nur so heben Sie im Unternehmen und außerhalb wahre Schätze.

Networking-Expertin Martina Haas gewährt Ihnen Einblick in ihre Schatzkiste und lässt bekannte Führungspersönlichkeiten mit exquisiten Verbindungen zu Wort kommen.

Mehr zur Autorin via www.martinahaas.com

Martina Haas ist eine Netzwerkerin in besten Wortsinn: Sie verbindet Menschen zu deren Nutzen.
Prof. Dr. Ulrike Detmers, Geschäftsführende Mitgesellschafterin der Mestemacher-Gruppe

Martina Haas belegt eindrucksvoll: Dauerhafter Networkingerfolg beruht strikt auf Gegenseitigkeit. Beide Seiten müssen Gewinn daraus ziehen.
Manfred Kurz, Leiter der Repräsentanzen der Würth-Group Berlin/Brüssel

Vergesst Networking – oder macht es richtig
Vahlen, 2019. 197 Seiten
Kartoniert, 19,80 €
ISBN-13: 978-3800660650
auch als ebook erhältlich

Crashkurs Networking

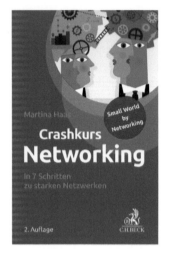

Was immer Ihnen fehlt: Networking verkürzt den Weg dahin – sagen Erfolgreiche. Andere verneinen das. Ob Top oder Flop – Sie haben die Wahl: Sie entscheiden, ob Sie mit anderen im Unternehmen oder draußen Schätze heben oder Zeit vergeuden. Bauen Sie wertvolle Beziehungen auf, die Türen öffnen und Wege ebnen, statt planlos Kontakte zu sammeln. Netzwerken Sie richtig – mit Strategie und spontan. Networking ist eine Haltung. Mehr Zeit, mehr Leben, mehr Geld gibt es nur jenseits der Ausreden.

Networking-Expertin Martina Haas gewährt Ihnen Einblick in ihre Schatzkiste und die führender Persönlichkeiten aus Wirtschaft und Gesellschaft mit exquisiten Verbindungen, die sie interviewte.

Mehr zur Autorin via www.martinahaas.com

Crashkurs Networking
C.H.Beck, 2. Auflage 2016, 128 Seiten
Kartoniert, 6,90 €
ISBN-13: 978-3406700989

Die Löwen-Strategie

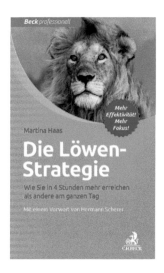

Die **Löwen-Strategie** von Martina Haas basiert auf dem strategischen Einsatz und Zusammenspiel der Erfolgs-Bausteine:

- starke Vernetzung,
- klare Kommunikation,
- professionelle Selbstvermarktung,
- Chancen- und Risikokompetenz für mehr Innovation sowie
- Teamfähigkeit bzw. Leadership.

Fokussiert auf das Wesentliche tun Löwen das Richtige mit den richtigen Mitteln. Somit können sie es sich leisten, nur vier Stunden pro Tag aktiv zu sein.

Mit der Löwen-Strategie erreichen auch Sie in 4 Stunden mehr als andere am ganzen Tag. Es geht um bessere und innovativere Arbeitsergebnisse für Sie und Ihr Unternehmen und damit um das, was sich alle wünschen: Mehr Zeit. Mehr Leben. Mehr Geld.

Praxiserprobte Tipps der Autorin und spannende Interviews mit Prominenten inspirieren dazu.

Mehr zur Autorin via www.martinahaas.com

Die Löwen-Strategie
C.H.Beck, 2017, 263 Seiten
Kartoniert, 19,80 €
ISBN-13: 978-3406707278